医学形态学实验指导(一)

(供医学类本科使用)

主 编 冯一中 诸葛洪祥 徐培君

苏州大学出版社

图书在版编目(CIP)数据

医学形态学实验指导(一)./冯一中,诸葛洪祥,徐培君主编.—苏州:苏州大学出版社,2004.8
(2020.12重印)
(供医学类本科使用)
ISBN 978-7-81090-327-1

Ⅰ.医… Ⅱ.①冯…②诸…③徐… Ⅲ.①病理解剖学—实验②微生物学:医药学—实验③寄生虫学:医学—实验 Ⅳ.R36-33

中国版本图书馆 CIP 数据核字(2004)第 084256 号

医学形态学实验指导(一)

冯一中 诸葛洪祥 徐培君 主编

责任编辑 肖丽娟

苏州大学出版社出版发行
(地址:苏州市十梓街1号 邮编:215006)
常州市武进第三印刷有限公司印装
(地址:常州市武进区湟里镇村前街 邮编:213154)

开本 787×1092 1/16 印张 11.5 字数 287 千
2004 年 8 月第 1 版 2020 年 12 月第 10 次印刷
ISBN 978-7-81090-327-1 定价:32.00 元

苏州大学版图书若有印装错误,本社负责调换
苏州大学出版社营销部 电话:0512-67481020
苏州大学出版社网址 http://www.sudapress.com1

《医学形态学实验指导(一)》编委名单

编　者　（按姓氏笔画排列）

冯一中（病理学教授）

徐培君（微生物学副教授）

夏超明（寄生虫学教授）

谢　芳（病理学讲师）

黄　瑞（微生物学教授）

诸葛洪祥（寄生虫学教授）

前 言

医学形态学是一门实践性很强的学科,不断改革和提高医学实验教学对提高学生的动手能力,促进他们创造性思维的形成和发展,提高他们分析问题和解决问题的能力有着十分重要的意义。在此基础上,我校成立医学形态实验中心,并编写这本《医学形态学实验指导(一)》,从形态学的角度进一步加强学生学与用的结合、理论与实践的结合、基础与临床的结合。该书包括形态实验总的情况介绍及以下三门课程的实验指导:病理解剖学、病原生物学·医学微生物学部分、病原生物学·人体寄生虫部分。每个部分既有内在相关性又有相对的独立性,同时我们也希望在今后的工作实践中,多开设一些切实可行的综合性实验。

从50年代起,在胡人俊、朱砚蕴、刘振延、吴德明、孟阳春、李允鹤、蓝明扬、唐学恒、孙溱安、王焕妞、张润生、林发榕和刘晓霞等几代相关学科专家们辛勤耕耘的基础上,该书历时一年多,由院系安排有关老师经反复讨论、修改和审定而成。在此对支持、参与该书编写工作的院系领导、实验室负责人、老师及实验技术人员表示衷心感谢。并希望各院系把意见和建议及时反馈给我们,以便今后做得更好。

编　者

二〇〇四年五月

目　录

第一章　总　论

第一节　医学形态学实验室总则 …………………………………………………………（1）
第二节　显微镜的结构及使用方法 ………………………………………………………（1）
第三节　组织切片制作技术 ………………………………………………………………（6）
第四节　电镜样品的基本制作技术 ………………………………………………………（7）

第二章　病理解剖学

第一节　实习须知 …………………………………………………………………………（10）
第二节　细胞与组织的损伤和修复 ………………………………………………………（11）
第三节　局部血液循环障碍 ………………………………………………………………（14）
第四节　炎　症 ……………………………………………………………………………（17）
第五节　肿　瘤 ……………………………………………………………………………（20）
第六节　心血管系统疾病 …………………………………………………………………（28）
第七节　呼吸系统疾病 ……………………………………………………………………（31）
第八节　消化系统疾病 ……………………………………………………………………（33）
第九节　淋巴造血系统疾病 ………………………………………………………………（37）
第十节　泌尿系统疾病 ……………………………………………………………………（38）
第十一节　生殖系统疾病 …………………………………………………………………（40）
第十二节　内分泌系统疾病（甲状腺疾病） ………………………………………………（42）
第十三节　传染病 …………………………………………………………………………（43）
第十四节　寄生虫病 ………………………………………………………………………（47）
第十五节　临床病理讨论 …………………………………………………………………（49）

第三章　病原生物学·医学微生物学

第一节　细菌的形态与结构的检查法 ……………………………………………………（54）
第二节　细菌的培养法 ……………………………………………………………………（58）
第三节　细菌代谢产物的检查 ……………………………………………………………（62）
第四节　细菌的分布 ………………………………………………………………………（64）
第五节　物理因素对微生物的影响 ………………………………………………………（65）
第六节　化学因素及生物因素对细菌的影响 ……………………………………………（67）
第七节　细菌的遗传变异 …………………………………………………………………（71）
第八节　细菌的致病作用 …………………………………………………………………（79）
第九节　非特异性免疫 ……………………………………………………………………（82）
第十节　抗原抗体反应 ……………………………………………………………………（84）
第十一节　免疫标记技术 …………………………………………………………………（86）

第十二节	化脓性球菌	(90)
第十三节	肠道杆菌未知标本的检查	(92)
第十四节	肠热症的血清学检查——肥达试验	(94)
第十五节	白喉棒状杆菌	(95)
第十六节	分枝杆菌	(96)
第十七节	芽胞菌	(97)
第十八节	革兰阴性小杆菌	(98)
第十九节	病毒的形态学	(99)
第二十节	病毒培养法	(101)
第二十一节	病毒的血清学试验	(106)
第二十二节	其他微生物	(109)
第二十三节	病原性真菌	(112)

第四章 病原生物学·人体寄生虫学

第一节	线虫概论、蛔虫、鞭虫	(114)
第二节	蛲虫、钩虫	(116)
第三节	丝虫、旋毛虫	(124)
第四节	华支睾吸虫、布氏姜片虫	(127)
第五节	血吸虫	(129)
第六节	卫氏并殖吸虫、斯氏狸殖吸虫	(134)
第七节	猪带绦虫、牛带绦虫	(136)
第八节	细粒棘球绦虫（包生绦虫）	(138)
第九节	血液和组织内寄生虫的实验诊断	(139)
第十节	医学蠕虫小结和复习	(140)
第十一节	溶组织内阿米巴（痢疾阿米巴）	(144)
第十二节	杜氏利什曼原虫、蓝氏贾第鞭毛虫、阴道毛滴虫	(147)
第十三节	疟原虫	(150)
第十四节	刚地弓形虫、结肠小袋纤毛虫	(155)
第十五节	医学原虫小结和复习	(157)
第十六节	蛛形纲：蜱、螨	(159)
第十七节	蚊（附：白蛉）	(161)
第十八节	蝇、蚤、虱（附：蠹蠊、臭虫）	(163)
第十九节	医学昆虫小结	(165)
第二十节	总复习	(165)

[附录Ⅰ]	英语关键词	(171)
[附录Ⅱ]	溶液配制	(173)
[附录Ⅲ]	阿培脱异染颗粒染色法和艾力克平板	(174)
[附录Ⅳ]	冯太奈镀银染色液的配制	(175)
[附录Ⅴ]	LD_{50} 的计算方法	(176)

第一章 总 论

第一节 医学形态学实验室总则

医学形态学实验的目的是使学生理论联系实际,验证与巩固课堂理论知识;同时,对学生进行与医学有关的形态学观察和操作技能的训练,培养学生独立思考、独立工作的能力;通过实验使学生树立实事求是的科学态度和严谨细致的工作作风,具有良好的社会公德和团结互助的精神。为此,在医学形态学实验课的教学中,学生必须遵守下列规则:

1. 实验前必须做好一切准备工作,预习该次的实验指导,了解实验的目的、内容和主要操作方法。同时,必须带齐与实验有关的用品,如教科书、实验指导、笔记本、绘图用具和显微镜卡等。
2. 认真听讲,听从老师的指导,严格按照实验指导的操作步骤进行实验。
3. 进实验室必须穿实验工作服。
4. 实验室内不准吸烟、吃东西。
5. 实验室用过的带有传染性物质的吸管、玻片等应分别放在指定的消毒器具内。待消毒或废弃物品必须放在指定的地点。
6. 如有传染性材料污染桌面、地面、书和衣物等,应立即报告老师,并用0.1%新洁尔灭溶液处理半小时,或用其他方法处理后洗净。
7. 如有活菌碰到手上应将手浸泡在0.1%新洁尔灭溶液中5~10 min,然后用自来水冲洗。
8. 实验时,应细心观察和操作,认真做好实验记录,分析实验结果,按时完成实验报告。
9. 遵守课堂纪律,不无故迟到或早退。保持课堂安静,不喧哗;不乱丢纸屑与实验废弃材料,保持实验室的整洁。
10. 爱护国家财产,爱惜仪器设备和标本,节约实验材料、药品和水电;损坏标本仪器应立即报告老师,并主动登记,按规定赔偿或酌情处理。实验完毕,应将有关的器具洗净擦干归还原处。
11. 实验完毕,桌面应整理清洁,不可将火柴梗、擦镜纸投入水槽内,用过的物品归还原处(如接种环、染色液、香柏油、火柴等),实验室打扫干净,关好水、电和门窗等。
12. 实验材料不得携带出实验室。
13. 用消毒液浸泡双手,再用自来水冲干净,脱去实验服,方可离开实验室。

第二节 显微镜的结构及使用方法

一、显微镜的结构

光学显微镜由机械、照明和光学三部分组成(图1-1)。

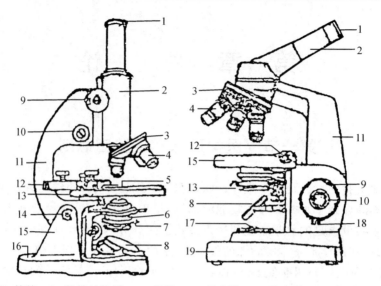

1. 目镜 2. 镜筒 3. 物镜转换器 4. 物镜 5. 通光孔 6. 聚光器 7. 光圈 8. 反光镜
9. 粗调节器 10. 细调节器 11. 镜臂 12. 推进器 13. 载物台 14. 倾斜关节 15. 镜柱
16. 镜座 17. 照明装置 18. 粗调限位环凸柄 19. 滤光片座

图 1-1 显微镜的结构

（一）机械部分

1. 镜座：通常为马蹄形，用以稳定和支持镜体。
2. 镜柱：与镜座和镜臂相连接的短柱。
3. 镜臂：镜柱上方的弯曲部分，便于握拿。镜臂、镜柱之间有一可动关节，称倾斜关节，使用时可使镜筒成一定角度的倾斜，但倾斜角度不应超过 45°，以免翻倒。
4. 镜筒：连接镜臂前方的圆筒，上端装目镜，下端装旋转器。
5. 物镜旋转器：是镜筒下端一个能旋转的凹形圆盘，一般装有 2～4 个放大倍数不同的物镜，旋转它可以调换物镜。注意在旋转器的边缘，即每一物镜位置的正上方有一缺刻，而在旋转器基座的正后方又有一固定扣，当转换物镜时，一定要将该物镜上方的缺刻和基座上的固定扣相扣接，否则无法观察标本。
6. 镜台（载物台）：与镜柱相连接的方形平台，用以放置玻片标本。镜台中央有一圆孔，可通光线，为通光孔。镜台后部装有玻片标本推进器（移动尺）。移动尺左侧附有弧形弹簧，用来夹持玻片标本；右侧有两个移动标本的旋钮，分别调节标本向左右或前后方向移动。移动尺上刻有刻度，是确定标本在视野中位置的标记。如果在第一次找到标本时记住横向及纵向两个刻度的读数，使用同一架显微镜时，根据读数可再次找到原观察到的标本。
7. 调节器：在镜臂上有大小两种螺旋，为调节焦距之用，称调节器。大螺旋为粗调节器，转动时可使镜筒以较快速度或较大距离升降，适于低倍镜使用；小螺旋为细调节器，转动时可使镜筒缓慢升降，适于高倍镜、油镜或分辨物像的清晰度和标本的不同层次。

（二）照明部分

1. 反光镜：位于镜柱前方的一个圆形平、凹两面镜，能转向各方，将光线反射进入聚光器。凹面有聚光作用，适用于较弱光和散射光。当光线较强时采用平面镜。
2. 聚光器：位于镜台通光孔下方，由一组透镜组成，能聚集光线，增强视野的亮度。其左下方有一小螺旋，转动时可升降聚光器。上升时，光线增强；下降时，则光线减弱。

3. 光圈:装在聚光器下方,由许多金属片组成,外侧有一小柄,拨动时可使光圈扩大或缩小,以调节亮度。光圈大则光线强,适于观察深色的标本;色浅或透明的标本,则应缩小光圈观察。

(三) 光学部分

1. 目镜:装于镜筒上端,其刻有 10× 或 15× 等符号,以表示目镜放大倍数。为了便于指出观察目标,常在目镜筒内装一根头发丝作为指针,以指明观察目的物的部位。

2. 物镜:嵌在旋转器下,一般有 3 个物镜。依放大倍数不同,分为低倍镜(10×)、高倍镜(40×)、油镜(100×)三种。

显微镜的放大倍数是目镜的放大倍数与物镜的放大倍数的乘积。如目镜为 10×,物镜为 45×,其放大倍数就为 10×45=450。

二、显微镜的使用和原理

光学显微镜的物镜有低倍、高倍镜和油镜 3 种,微生物学实验室经常使用油镜,因此油镜的使用必须熟练掌握。

(一) 油镜头的识别

油镜头上一般刻有 90×、100×、×Oil 或在镜头的下缘刻有一黑圈等标记。

(二) 油镜使用法

1. 对光:用低倍镜对光,检查染色标本时光线宜强,要抬高集光器,放大光圈。

2. 观察标本:

(1) 滴加香柏油一小滴于染色标本片上,将标本置于载物台上,移置待检部分于接物镜下。

(2) 将油镜头移至中央对准标本,头偏向镜筒左侧,眼睛从旁观察,并缓慢向下转动粗调节器,使镜筒下降,直至镜头浸于镜油中,但不要碰到玻片。然后将眼睛移至目镜,一面观察一面向上徐徐转动粗调节器至视野中看到模糊物像时,再换用细调节器调节至物像清晰为止。

(3) 观察标本时,应两眼同时张开,左眼观察,右眼用于绘图并记录结果。

(4) 标本观察完毕,向上转动粗调节器将镜筒提起,取下标本,用擦镜纸将镜头上的油擦净,若油已干,可用擦镜纸沾少许二甲苯擦去油迹,随即用擦镜纸擦去二甲苯。因二甲苯能溶解粘住透镜的胶质,如其未被擦去,日久后镜片将移位或脱落。然后将接物镜转成"八"字形,以免损坏油镜。

(三) 显微油镜的原理

自标本玻璃透过的光线,因介质密度不同,部分光线因折射而不能进入物镜,使射入物镜的光线减少,当使用高、低倍物镜时,透镜的孔径比较大,影响不显著。但油镜透镜孔径很小,射入镜内的光线很少,视野暗,物像模糊不清。若在油镜与载物玻片之间加一滴和玻璃折光率($n=1.52$)相近的香柏油($n=1.55$),使通过的光线不产生折射,增加进入透镜的光线,使视野亮度增加,因此能清楚地看到物像。

三、显微镜的使用方法

(一) 低倍镜的使用

1. 准备:右手握镜臂,左手托镜座,把显微镜放在自己左肩前方的实验桌上,镜臂对着胸前,镜座后端距桌边约 5 cm 为宜。

2. 对光:转动大螺旋,使镜筒略升高,再转旋转器,使低倍镜对准通光孔,当听到轻微扣碰声时，目镜和物镜的光轴一致。打开光圈，上升聚光器，双眼睁开，用左眼向目镜内观察，并将反光镜转向光源，直到视野内光线明亮均匀为止。

3. 置片：将标本有盖玻片的一面向上置于载物台上（切不可放反），并用弹簧夹将其夹住，然后旋转移动尺螺旋，将所要观察的部位调到通光孔的中央。

4. 调焦：从侧面注视低倍镜，向外转动大螺旋，使镜筒缓慢下降，当低倍镜距标本约 0.5 cm 时，用左眼从目镜中观察视野，再慢慢向内转动大螺旋，使镜筒慢慢上升，当视野中出现物像时，再调节小螺旋，直到视野中出现清晰的物像为止。注意显微镜所成的物像是倒像。如果物像不在视野中心，可调节移动尺将其调到中心。如果视野内的亮度不合适，可以通过升降聚光器的位置或开闭光圈的大小来调节。如果在调节焦距时，镜头上升已超过工作距离（>6.5 mm）而未见到物像，说明此次操作已经失败，则应严格地按上述步骤重新操作，切不可心急而盲目地下降镜头。

注：当物像清晰时，物镜镜面与标本之间的距离，称为工作距离。物镜放大倍数越高，工作距离越短，反之亦然。

（二）高倍镜的使用

1. 按上述操作程序，先在低倍镜下找到物像，将要放大的部分移至视野中央。

2. 转动旋转器，使高倍镜对准通光孔。用左眼从目镜上观察，此时一般能见到一个不太清楚的物像。慢慢转动小螺旋，使镜筒微微升降，直到物像清晰为止。

（三）油镜的使用

1. 应用油镜前必须先经过高倍镜找到标本，并将要放大的部位移到视野中央。

2. 将高倍镜头移开通光孔，在需要观察部位的盖玻片上滴加一滴香柏油，然后换上油镜头，使其与油滴接触。

3. 左眼观察目镜，慢慢转动小螺旋，直到物像清晰为止。

4. 油镜用后，应取沾有少许二甲苯的擦镜纸将镜头和玻片标本上的油擦干净（无盖片的标本不能擦）。临时制片因有水分，不能用油镜观察。

（四）使用显微镜的注意事项

1. 拿显微镜时，应以右手握镜臂，左手托镜座，切勿一手斜提，前后摆动，以免零件碰坏或脱落。

2. 在使用倾斜关节时，倾斜角度不能超过 45°，以防倾倒落地。如是带有液体的临时装片，则不可使用倾斜关节。因事离开座位时，必须将倾斜关节复原，镜头转离通光孔后方可离开。

3. 不得随便取出目镜，以免灰尘落入镜筒内，更不得任意拆卸零件。

4. 要保持显微镜的清洁，光学和照明部分污染时，用擦镜纸醮少许二甲苯揩擦，切勿用手指、手帕或其他硬质物品擦拭。

5. 要养成两眼同时睁开的习惯，以左眼观察视野，右眼用以绘图。

6. 使用完毕，应上升镜筒，取下玻片，并转动旋转器，使物镜与镜台的中央孔叉开，再下降镜筒，使物镜接近镜台，并关闭光圈，下降集光器，垂直反光镜，复原倾斜关节，然后将其送还显微镜室。

四、显微镜的种类

除上述介绍的普通显微镜外，目前在生物学和医学研究中，常用的有以下几种显微镜。

（一）双筒解剖显微镜

解剖较小标本或观察玻片的全貌时，需使用解剖显微镜，以观察自然状态的较小的实体（正像）和较大的玻片标本，或解剖细小生物。

（二）暗视野显微镜

这是一种具有暗视集光器或中央遮光板的显微镜。即在聚光镜上加一特殊状置，使光线从聚光器透镜的边缘衍射或反射到标本上，经标本反射投入物镜内，使整个视野变暗，故能在视野中见到被检物体衍射之图像。这种显微镜可观察运动着的有机体。

（三）荧光显微镜

其特点是以紫外光为光源，利用紫外光照射，使标本内的荧光物质激发出不同颜色的荧光，以研究标本内某些物质的特征和位置。有些物质本身能发出荧光，有些物质须经荧光染料染色后才能发出荧光。

（四）相差显微镜

一般活细胞在普通光镜下，不能分辨其微细结构。这是由于各细微结构的折光性很近或对比不够显著的缘故。相差显微镜则在聚光器上装一个环状光阑，其物镜是安有相反的相差物镜。环状光阑的作用是造成空心的光线锥，使直线光和衍射光分离。相反的作用是使直射光和衍射光发生干涉，导致相位差变成振幅差（即明暗差），使反差加强。所以，可以观察不用染色的活细胞中的微细结构。

（五）倒置显微镜

物镜位于标本的下方，而光源位于标本的上方。主要用于细胞培养时观察培养瓶中细胞的生长情况。

五、显微测微尺的用法

显微测微尺分为目镜测微尺和镜台测微尺，两尺要配合使用。

1. 目镜测微尺是一块圆形玻片，上面刻有50等分的刻度（图1-2上）。这种刻度只能代表相对长度（没有绝对值），所以在测量标本的大小时，首先要在不同倍数的物镜下由镜台测微尺进行标定后，才能代表真实长度。

2. 镜台测微尺是在一块特制的载玻片中央，封固一圆形的具有刻度的标尺（图1-2下），全长为1~2 mm，上有100或200等分的小格，每小格的长度为0.01 mm。

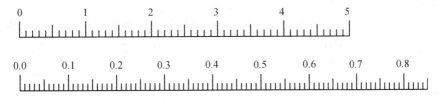

图1-2 目镜测微尺（上）和镜台测微尺（下）

目镜测微尺的标定：

(1) 将镜台测微尺置于载物台中央，用低倍镜观察，找出镜台测微尺的刻度，每一大格为0.1 mm，每一小格为0.01 mm。

(2) 将目镜测微尺装进目镜中，再按常规操作找到镜台测微尺，把它移到视野中央，转动目镜，使目镜测微尺和镜台测微尺刻度平行，再移动镜台测微尺，使两尺重叠，零点对齐。记录目镜测微尺的全长所对应的镜台测微尺中的毫米数，并计算目镜测微尺每格的长度。

如在低倍镜下所标定的目镜测微尺的全长为 0.68 mm,其每小格的长度为:

$$\frac{0.68 \text{ mm}}{50 \text{ 格}} = 0.0136 \text{ mm/格}$$

这时可将镜台测微尺移去,换以标本。然后用目镜测微尺的刻度衡量物体的格数,再乘以每格的毫米数,即为物体的实际长度。

(3) 如需要用高倍镜时,用同样方法对高倍镜重新计算每格的绝对长度。

(4) 根据测量结果可计算各种细胞及细胞核的体积(V),公式如下:

椭圆形 $V = 4\pi ab^2$(a 为长半径,b 为短半径)

圆球形 $V = \frac{4}{3}\pi r^3$(r 为半径)

第三节 组织切片制作技术

组织切片制作方法有许多种,为了达到某种目的而采取不同的切片技术和染色技术,其基本过程大都是:取材→固定→切片→染色等步骤。切片技术有石蜡、火棉胶及环氧树脂等。现以最常用的石蜡切片,苏木素(Hematoxylin)-伊红(Eosin)染色(简称 HE 染色)标本制作方法为例,简单介绍如下。

一、取材

从人尸体或动物身上取出所需组织或器官,越新鲜越好,组织块的大小一般为 1.0 cm×1.0 cm×3.0 cm,最厚不超过 0.5 cm。

二、固定

将取下的新鲜材料迅速投入固定液中,以防细胞腐败、自溶,尽可能保持原有结构。常用固定液有 10% 福尔马林,Bouin 液(由苦味酸、福尔马林、冰醋酸混合配成)及 Zenker 液(由重铬酸钾、升汞、冰醋酸混合配成)等,固定时间 12~24 h。

三、水洗

组织块通常用流水冲洗 12~24 h,水洗可将组织块内外残留的固定液清除,以免妨碍染色。

四、脱水

将组织块中的水分逐渐除去,以便透明剂和石蜡的渗入,称脱水。常用脱水剂是酒精,脱水的程序是:50%→60%→70%→80%→90%→95%→无水酒精,在每级酒精中停留 6~12 h。

五、透明

透明对组织块有脱酒精和透明两个意义。常用的透明剂是二甲苯,透明的步骤一般是将组织块由无水酒精移至无水酒精与二甲苯各半的混合液中 30 min~2 h,然后再放入二甲苯中 30 min~1 h 即可(更换一次二甲苯),组织块被二甲苯充分渗入时呈半透明状态。

六、包埋

是使一种较硬的物质渗入组织块的内部并将组织块包埋起来,以普遍提高组织块硬度,在保存细胞组织固有形态结构和相互关系的情况下达到制成菲薄切片的目的。常用的包埋剂是石蜡,组织块放入已溶化的石蜡中,渗透的时间为 1 h 左右。最后将溶化的石蜡倒入包埋槽里,把组织块放入其中,待石蜡冷却凝固,组织块便被包埋在小块石蜡中。

七、切片

用石蜡切片机将组织石蜡块切成 5～7 μm 的薄片。切片在温水中展开,贴在洁净的载玻片上以便染色。

八、染色

染色法有多种,各自能显示出组织中某些特殊结构。常用的石蜡切片染色为 HE 染色,即苏木素-伊红(Hematoxylin-Eosin)。苏木素为碱性染料,能使细胞核呈蓝色。伊红为酸性染料,使细胞质呈红色,染色步骤如下:

1. 切片浸入二甲苯 1 min,38 ℃温箱中融去石蜡。
2. 从 100%→90%→80%→70% 梯度酒精各 5～10 min 去除二甲苯。
3. 蒸馏水 5 min 去除酒精。
4. 苏木素染液数分钟。
5. 水洗片刻。
6. 1% 氨水溶液还原。
7. 流水冲洗 1 h。
8. 入 70%、80% 酒精各 10 min。
9. 95% 酒精伊红染液 2～3 min。
10. 95% 酒精分色。
11. 100% 酒精两次各 10 min。
12. 二甲苯两次各 10～15 min。

九、封固

切片上滴入中性树胶,覆上盖玻片,待干燥后可观察并能长期保存。

第四节 电镜样品的基本制作技术

现有的电镜样品制作技术大致可分为两大类:一类是电镜样品的基本制作技术,包括超薄切片法、负染法和扫描电镜制作技术等;另一类是特殊生物样品制作技术,包括冷冻蚀刻、细胞化学法、免疫电镜法、放射自显影电镜技术等。本节着重介绍超薄切片技术。

一、取材

取材是超薄切片技术非常关键的一步。要依据"快、准、轻、小"的原则。"快"是指不管是从麻醉或处死动物身上取材,还是临床手术取材,都应保持样品的微细结构,使其保持生活状态。操作要迅速,使样品必须在离体 2 min 内浸入固定液,以防止细胞自溶。"准"是指取材部位一定要准确可靠,要考虑到定位和定向的问题。"轻"是指一切操作都应动作轻柔,以避免对组织的挤压及牵拉,器械要锋利,否则将造成组织结构的人为损伤。"小"是指固定液的穿透能力比较弱,为了保持样品近于生活状态的微细结构,取材大小要与固定液的穿透率相适应,一般以 1 mm^3 为宜。

二、固定

固定的目的是在分子水平上使被研究的组织和细胞,如同生活时一样,精确地保持结构的每一细节,并尽可能地减少细胞的死后变化。常用的固定剂是戊二醛和锇酸,戊二醛渗透力大,可较好地保存蛋白质结构,保存糖元,保存酶的活性,对细胞内的微管及滑面内质网、线粒体等膜性结构保存较好;锇酸能使蛋白质分子固定,使脂肪酸固定,它是惟一能保存脂类的固定剂,还能固定脂蛋白,使生物膜结构的主要成分磷脂蛋白稳定。现在大多用戊二醛做预固定(前固定),然而用锇酸做后固定,这种双重固定法可使两者相互补充其优点,对组织的微细结构有较好的固定效果。

戊二醛-锇酸双重固定法的操作步骤如下:
1. 将生物样品先放入预冷(4 ℃)的 2%～4%戊二醛内固定 1～2 h。
2. 为了彻底清除戊二醛的残余,避免与锇酸之间出现不必要的反应。前固定后必须经磷酸缓冲液反复清洗 0.6～2 h(中间每隔 15 min 换液一次)。
3. 再放入 1%锇酸室温下后固定 1～2 h,组织呈黑色。
4. 缓冲液反复清洗锇酸残余 0.6～2 h(中间每隔 15 min 换液一次)。

三、脱水

脱水是将组织内所含的游离水完全清除的过程,属于包埋前必经的步骤。常用的脱水剂为乙醇和丙酮。脱水时必须逐级提高有机溶剂的浓度,而且每一级脱水时间不宜过长,一般以 10～15 min 为宜,具体脱水程序为:

50%乙醇或丙酮→70%乙醇或丙酮→80%乙醇或丙酮
10～15 min   10～15 min   10～15 min
90%乙醇或丙酮→100%乙醇或丙酮
10～15 min   2 次,每次 30 min

游离和培养细胞的脱水时间可适当缩短。

四、浸透与包埋

经过脱水处理后的样品,即可用包埋剂进行浸透,其目的是用包埋剂逐步取代样品中的脱水剂,使细胞内外所有空隙都被包埋剂填充。浸透好的样品块放入灌满包埋剂的胶囊或适当的模具中,经加温聚合即可制成包埋块。

(一)常用的包埋剂及其配方

常用的包埋剂为环氧树脂,它具有三维交联结构,包埋后可保存细胞内的微细结构,对组织损伤小,聚合后体积收缩率低(仅 2%左右),耐受电子束轰击性能好。其缺点是粘度较大,操作不便,切片较为困难,而且反差较弱。包埋块切片时的难易,与树脂、固化剂、增塑剂及催化剂之间的比例有关,而且还取决于聚合的温度、时间等因素。常用的催化剂有 2,4,6-三(二甲氨基甲基苯酚)简称为 DMP-30、二乙基苯胺及乙二胺等,其主要作用是可以催化聚合反应。常用的固化剂(又称硬化剂)有十二烷基琥珀酸酐(简称 DDSA)、六甲酸酐(简称 MNA)等,它们参与树脂三维聚合中的交联反应,并被吸引到树脂链中。常用的增塑剂为邻苯二甲酸二丁酯(简称 DBP),其主要作用是提高包埋块的弹性和韧性,改善其切割性能。

(一)环氧树脂包埋剂配方如下:

1. 国产 618# 树脂包埋剂配方:

618# 树脂	6 mL
DDSA	4 mL
DBP	0.3～0.8 mL
DMP-30	0.1～0.2 mL

2. Epon 812 包埋剂配方：

甲液：Epon 812　　　10 mL

DDSA　　　　　　　16 mL

乙液：Eopon 812　　　10 mL

MNA　　　　　　　　8.9 mL

上述两液宜分别配制贮存，使用时根据不同的硬度要求，量取不同比例予以混合。一般冬季用甲∶乙＝1∶4，夏季用 1∶9。乙液比例越下，包埋块越硬。待上述两液混匀后，再按 1.5%～2%的体积比，在充分搅拌中逐滴加入 DMP-30。

（二）浸透的程序

脱水后样品→丙酮、环氧丙烷等量混合液（15 min）→环氧丙烷（2 次，各 15 min）→环氧丙烷，包埋剂等量混合液（数小时）→纯包埋剂（数小时）→包埋。

（三）包埋的程序

包埋前先将包埋板或胶囊放入 60 ℃干燥箱里烘干（2 h 左右），用吸管吸取配好的包埋剂灌满胶囊或包埋板，在其一侧放入用透明纸塞好的样品标签小纸条，再用牙签挑起组织块，放入胶囊中央，数小时后样品会自然下落到胶囊的底部。然后将上述胶囊或包埋板放入恒温箱内加温聚合。加温时先入 37～45 ℃（24 h），然后入 60 ℃恒温箱（24 h），如直接以 60 ℃恒温箱加温聚合 48 h 亦可。聚合固定后样品块剥掉胶囊，即可进入切片程序。

五、超薄切片

一般透射电镜观察样品时，电子束无法穿过 0.1 μm 以上的切片，所以需将样品切成 10～50 nm 的薄片才能观察，故透射电镜的切片称为超薄切片。目前透射电镜观察最合适的厚度为 30～40 nm。包埋块在超薄切片机下切成定制的薄片。薄片飘浮在水槽液面上，用一根睫毛针捞取切片沾附于铜网上，用滤纸角吸掉铜网上多余的水分，放入培养皿的滤纸上等待染色。

六、染色

（一）块染色

多在脱水之前进行。样品块经锇酸固定后，可用醋酸铀、70%乙醇饱和液整块染色，时间为 30 min。这样，不仅可以提高切片的反差，而且还可以增强成分的稳定性，降低脱水所引起的磷脂丢失。

（二）切片染色法

最常用的是醋酸铀-柠檬酸铅双染色法，是当前增强切片反差的常规染色技术。醋酸铀主要用以显示细胞核与结缔组织。柠檬酸铅主要可以提高细胞质内各种成分的反差，其操作步骤为：将有切片的铜网置于蜡盘里，用毛细吸管吸取柠檬酸铅染液，逐滴加在每一铜网上，再翻转铜网，使其切片面向下并飘浮于滴液之上，盖好蜡盘，染色时间为 30 min，而后逐一取出铜网，经蒸馏水清洗 3 次后，用滤纸吸去水分，待自然干燥即可电镜观察。

第二章 病理解剖学

第一节 实习须知

一、实习目的及要求

病理解剖学的重点是研究患病机体的脏器或组织所发生的形态学变化。要学好病理解剖学，必须认真观察具体病变的实际形态变化，因此实习课在病理解剖学的教学中占有很重要的地位。

病理解剖学实习主要有5种方式：(1)观察大体标本和组织切片标本，这是最主要的实习手段。材料来自于尸体解剖与外科手术切除标本。(2)动物实验。(3)尸体解剖的示教。(4)观看有关的教学电影及电视录相。(5)临床病理讨论(CPC)。

通过实习要求达到两个目的，一是使实践和理论能密切联系起来，加深对课堂理论的理解；二是培养辩证唯物主义的思维方法和分析能力，所以，必须做到：

1. 实习前预习，尤其是与实习有关的理论部分，并适当复习与每次实习有关的其他学科内容(如组织学、人体解剖学和生理学等)。

2. 实习过程中认真观察疾病的形态变化，同时考虑其"前因"、"后果"，还应联系到功能及代谢上的改变和可能出现的临床表现，以建立疾病的整体概念。

3. 实习小结和病理讨论时要认真准备，踊跃发言，提出问题和发表不同看法，以提高分析能力。

二、标本的观察方法

(一) 大体标本

此种标本一般保存于10%福尔马林液中，固定后标本颜色有所改变，常呈灰白色，含血量多的部分往往呈黑色。另一种用天然颜色固定液保存，能保持标本原有自然色泽，但因价格昂贵而不常采用。

1. 大体标本观察，首先应确认该标本是何脏器或组织。

2. 注意性状改变，包括大小、外形、表面、切面、色泽、质地及重量(封瓶标本不要求)。如为有腔脏器还要注意腔的大小、腔壁的厚薄等，然后再找出病变部分观察如下：

(1) 病变分布及位置：弥漫性或局灶性，在器官的哪一部位。

(2) 数目：单个或多个。

(3) 体积大小(长、宽、厚)：以厘米为单位计算。

(4) 形状：乳头状、菜花状、息肉状、三角形、球形、楔形等。

(5) 质地：细腻、软硬、坚实或松脆。

(6) 颜色：红色常表示病灶内含血液，黄色表示含有脂肪或类脂，绿色或黄绿色表示含有胆汁，棕黄色一般表示含有含铁血黄素，灰白色一般为纤维结缔组织。

(7) 和周围组织的关系：界限清楚否，有无包膜，有无充血、出血或破坏周围组织等。

3. 通过病变的观察,结合理论知识,综合分析,作出大体标本的诊断。诊断的一般表达方式是,脏器(或组织)名称+病理变化(如大脑出血、子宫平滑肌瘤),有些大体标本的数量不够,需要各实习室传阅。因此,当此类标本传至各室时,须抓紧时间观察。

(二) 组织切片标本

供显微镜观察用的组织切片标本,一般都用 HE 染色,即苏木素-伊红染色,细胞胞浆呈粉红色,胞核呈紫兰色。

观察的原则:

1. 切片标本镜检之前,首先肉眼观察一下切片的大致情况,根据教师的讲解示教,找出病变部位后镜检(注意切片的正反面,切忌切片反置)。

2. 镜检由低倍到高倍,首先用低倍镜将整个组织看一遍。确认这是什么脏器或组织,并找到病变部位,观察形态变化及其与周围组织的关系。在用低倍镜显示的目标下,再换高倍镜仔细观察某一种细胞的形态变化,高、低倍镜随时交替使用。以由点到面地全面观察分析的原则,找出病变主要特征,作出诊断。

3. 组织切片标本的诊断表达方式同前。

(三) 实验报告

实习过程中,将指定的病变绘图,要求能综合反映不同视野的客观现象,显示病变特点,而且包括与周围组织的关系。文字标注于图旁一侧(要求用专业术语),指出病变所在,简明扼要,一目了然。绘图是观察的记录,并且通过绘图可以加深对病变的印象及对理论的理解。因此,一定要在看懂切片后再绘图,既反对草率从事,也反对单纯"美术观点"。

第二节 细胞与组织的损伤和修复

一、实习要求

1. 掌握萎缩的形态改变及其对机体的影响。
2. 熟悉几种常见变性的形态特点。
3. 掌握坏死的类型及其形态特点。
4. 熟悉创伤愈合的过程及各种组织的再生能力。
5. 掌握肉芽组织的形态特点及其在组织修复中的意义。

二、大体标本观察

(一) 萎缩(atrophy)

1. 肾盂积水(hydronephros):肾盂及肾盏极度扩张,肾实质显著变薄,注意各标本之阻塞部位。

2. 脑积水(hydrocephalus):两侧脑室极度扩张如囊状,脑实质极度萎缩变薄。系由于脑脊液循环发生障碍而致。

3. 心脏褐色萎缩(brown atrophy of the heart):成人心脏,体积明显缩小,颜色呈棕褐色,冠状动脉由于心脏萎缩而蜿蜒迂曲,心尖较锐。

(二) 变性(degeneration)

1. 水变性(hydropic degeneration):小儿肾脏,肾表面颜色变浅、混浊而少光泽,包膜紧张,切缘外翻、圆钝。

2. 脂肪变性(fatty change)：小儿肝脏，体积略增大，表面及切面均呈淡黄色，切缘较钝，切面有油腻的外观。

3. 结缔组织玻璃样变(hyaline degeneration)：脾脏，部分包膜显著增厚，呈灰白色、半透明、均匀一致的毛玻璃样物质。

（三）坏死

1. 凝固性坏死(coagulation necrosis)：脾贫血性梗死（病变描述见血液循环障碍实习）。

2. 干酪样坏死(caseous necrosis)：淋巴结结核，淋巴结切面有灰黄色的坏死灶，似乳酪或豆腐乳的切面。

3. 液化性坏死(liquefaction necrosis)：

（1）脑液化性坏死（病变描述见血液循环障碍实习）。

（2）肺脓肿，肺组织局限性化脓坏死，脓肿腔形成。

4. 坏疽(gangrene)：足干性坏疽，坏死之脚趾干硬而呈黑色，与健康组织分界明显。

（四）修复与代偿

1. 皮肤疤痕(scar of the skin)：皮肤组织，中央可见一条略隆起于表面之疤痕，切面见真皮为灰白色具有光泽的结缔组织所代替。

思考题 这种疤痕组织是如何形成的？

2. 创伤性神经"瘤"(traumatic neuroma)：坐骨神经一段，一端粗细均匀、神经束走向一致，另一端膨大成瘤状物，神经束走向较乱。患者一年前曾因外伤而截肢。

3. 骨折愈合(fracture healing)：标本 A、B、C 为嵌插骨折后之愈合，骨折处有梭形骨痂形成。左侧为供对照之正常骨。标本 A、B 为斜形骨折未及时复位而发生的畸形愈合。

思考题 骨折愈合分几个阶段？如何能更好地促进骨折愈合？

4. 心肌代偿性肥厚(compensatory hypertrophy of the cardiac muscle)：高血压病之心脏。由于细、小动脉硬化，外周阻力加大，左心室加强收缩，以维持正常血液循环；久之发生代偿性肥大。左心室壁肥厚（正常厚 0.8～1 cm），乳头肌和肉柱均明显增粗。标本 C、D 为晚期代偿失调，心腔扩大。

二、组织切片观察

（一）肾水变性(hydropic degeneration of the kidney)〔S. 10〕

病变主要分布在皮质的近曲小管，可见近曲小管上皮细胞体积增大，胞浆内有多数红染的细颗粒。

（二）肝脂肪变性(fatty change of the liver)〔S. 13〕

肝细胞内含有大小不等之空泡（这些空泡即是脂肪所在处，制片过程中已被二甲苯溶解），病变严重者，肝细胞内空泡（脂滴）较大，将细胞核挤向细胞边缘，以致与脂肪细胞相似。

（三）脾小动脉玻璃样变(hyaline degeneration of the splenic arteriole)〔S. 117〕

低倍镜见脾边缘区、红髓和白髓三部分。沿脾小梁有小梁动脉（内膜增厚），白髓有淋巴小结和中央动脉，中央动脉周围为淋巴细胞鞘。中央动脉管壁增厚，变透明，管腔狭窄。

高倍镜下可见中央动脉管壁呈均匀红染无结构。

（四）肺干酪样坏死及钙化(caseous necrosis and calcification of the lung)〔S. 20〕

病变处正常的肺组织结构完全消失，成为一片无结构红色坏死。组织结构完全破坏，胞核消失，有的坏死灶中或周边有处于崩解过程的白细胞（核溶解、核固缩、核碎裂）。大病灶中央有紫蓝色颗粒(或呈片块状)为钙化灶。

(五)肉芽组织(granulation tissue)〔S.24〕

1. 首先用肉眼观察切片,凸起部分为肉芽组织。

2. 低倍镜观察切片右侧为正常皮肤组织,表面覆盖复层鳞状上皮,左侧凸起部分表皮缺损,表面为炎性渗出物及坏死组织覆盖,其中尚可见细菌菌落。其下为较多新生的毛细血管,多数向创面垂直排列,其间有成纤维细胞及各种类型炎症细胞浸润,并有水肿及出血。深部及一侧过渡为成熟肉芽组织,主要为大量疤痕组织并有玻璃样变。

3. 高倍镜再仔细观察新生的毛细血管、成纤维细胞。新生的毛细血管内皮细胞肿胀,管腔成裂隙状,有的仅能容纳个别红细胞,甚至成条索状。成纤维细胞(纤维母细胞)呈棱形或不规则,境界往往不清。

本片组织材料取自一老年患者的小腿胫前区。患者有下肢大隐静脉曲张病史,两年前小腿胫前区外伤后形成经久不愈的慢性溃疡,并有增大趋势。

思考题 从观察组织切片所见,结合临床病史,你认为影响患者溃疡愈合的因素有哪些?

(六)各种色素(示教)

1. 含铁血黄素〔S.24〕:可见吞噬细胞内充满大小不一的棕黄色色素颗粒,具有折光性,有时细胞核被掩盖。细胞境界亦不清楚。

2. 胆红素——阻塞性黄疸肝〔S.16〕:肝小叶细胆管内有褐黄色颗粒状色素淤积。

3. 脂褐素——心肌褐色萎缩〔S.19〕:在心肌细胞核两端的胞浆内有棕褐色细颗粒。

4. 黑色素——黑色素瘤细胞〔S.45〕

5. 炭末色素——肺〔S.20〕:肺脏间质血管周围可见大片不规则之黑色炭末色素。

三、电镜图片示教

(一)鼠肝细胞水肿

1. 线粒体轻度肿胀、嵴变短减少。

2. 线粒体明显肿胀、嵴分解断裂。

↗——线粒体膜破裂。

V——粗面内质网空泡化。

3. 线粒体显著肿胀、空泡化。

↗——线粒体壁变薄。

(二)狗前列腺肥大及萎缩

1. 肉眼:前列腺肥大。b——为膀胱,"b"左侧为肥大的前列腺。

2. 光镜:前列腺上皮细胞肥大。

3. 电镜:上皮细胞胞浆内充满分泌颗粒。

4. 肉眼:前列腺萎缩。b——膀胱,"b"左侧为萎缩的前列腺。

5. 光镜:前列腺上皮细胞萎缩。

6. 电镜:分泌颗粒稀少,细胞器空泡化,"a"为自噬体。

(三)核固缩和核碎裂

(四)核染色质靠边和核溶解

1. 死后1h的兔肝细胞:核染色质靠边,"↗"示线粒体内有局灶致密斑。

2. 两个卵巢的细胞核:左为核溶解,右为核溶解前期(尚见核染色质靠边)。

（五）坏死

上图（电镜）：坏死的鼠肝细胞（CCl_4 中毒）。"M"示线粒体，"L"示脂粒，"↗"示胆色素。

插图（光镜）：小叶中心性坏死。"↗"汇管区指向中央静脉。

下图 C（光镜）：正常食管复层鳞状上皮的衰老；D（电镜）：鳞状上皮细胞核变性，细胞连接分开，原浆呈均质样，缺少细胞器。

四、病例思考

病例 1

患者，左手Ⅱ°烫伤，五指均发生广泛性水疱，并有较多渗出液，红肿明显，经两位实习医师清创处理，即准备予以包扎。

甲认为应将各指分开包扎。

乙认为只需并拢五指将其包扎在一起即可。

你认为谁的方法正确？从病理学角度来加以说明。

病例 2

1963 年我国第 1 例断肢再植成功病例。工人，王××，右前臂被冲床轧断，经医务人员的努力，再植成功，断肢功能基本恢复。

试讨论其中各种组织的愈合过程和功能恢复条件。

思考题

1. 萎缩的概念是什么？有哪些种类和形态特点？
2. 细胞的变性和坏死有何异同点？其后果各如何？
3. 坏死有哪些类型，转归如何？试举几种常见疾病说明之。
4. 何谓病理性钙化？有哪些类型？
5. 何谓肉芽组织？它是如何形成的？在病理学中有何意义？
6. 名词解释：肥大、增生、化生、机化、完全再生和不完全再生、细胞增殖周期、细胞外基质、一期愈合、二期愈合。

第三节　局部血液循环障碍

一、实习要求

1. 掌握肺、肝慢性淤血的形态特点及后果。
2. 熟悉出血的原因及后果。
3. 掌握血栓形成的条件、形态特点、结局及其对机体的影响。
4. 熟悉主要脏器梗死的发生原因、形态特点及后果。

二、大体标本观察

（一）淤血

1. 慢性肝淤血（chronic congestion of the liver）（槟榔肝）：肝脏切面，可见暗红色（淤血部位）与黄色（小叶边缘肝脂肪变部位）相杂呈网状，形如中药槟榔之剖面（标本上方悬有一槟榔之剖面，可比较之）。

2. 慢性肺淤血（chronic congestion of the lung）（棕色硬化）：肺切面，密度增高并呈暗棕色。黑色为炭末色素沉着。

（二）出血

1. 大脑出血(cerebral hemorrhage)：大脑内囊（有的标本为外囊）部位有不整形大块黑色出血灶，脑组织破坏。系高血压病所致。

2. 脾出血(splenic hemorrhage)：脾实质内有大块黑色出血灶。系患者从高处跌下所致脾破裂。

3. 肾出血(renal hemorrhage)：肾髓质高度充血并出血，患者系患流行性出血热（一种急性传染病）（渗出性出血）。

思考题 上述各种标本的出血属哪一种原因？对机体有何影响？

（三）血栓

1. 门静脉血栓(thrombus of the portal vein)：标本A、B为肝内门静脉纵剖面，其主要分支之管腔，为一条棕褐色间以灰黄色之新鲜血栓所充满。标本C、D为肝内门静脉分支横断面，可见腔内充满灰黄色与棕褐色相间的血栓，血管壁明显增厚。标本A、B、C为血吸虫性肝硬化。

思考题 标本A、B、C血栓形成的可能因素有哪些（可参考血吸虫病一节）？

2. 血栓断面(section of thrombus)：血管之横断面一小段，腔内有棕褐色及灰黄色相间之血栓充塞。标本血栓已有裂隙，称血栓机化再通。

3. 股动脉血栓(femoral aterial thrombus)：股动脉及其分支一段，已剪开，腔内有一骑跨式血栓。棕褐色与灰黄色相间。

4. 主动脉动脉瘤内血栓(thrombus in the aortic aneurism)：主动脉内膜粗糙，主动脉弓部管壁向外膨出形成所谓动脉瘤，其内壁附有棕褐色血栓（此例动脉瘤为梅毒性主动脉炎的后果，这是因为梅毒性病变破坏主动脉的中层弹力纤维后，造成该处管壁抵抗力薄弱，在动脉血流的压力下向外膨出形成瘤样外观，因此并非真性肿瘤。）

思考题 为什么在此动脉瘤内会有血栓形成？可能有什么后果？

5. 左心房附壁血栓(mural thrombus in the left atrium)：左心房壁上有一不规则形灰褐色血栓附着。

此例患者生前患风湿性心脏病，死亡前一周曾发生频繁的心房纤维颤动（即心房发生快而细的乱颤，每分钟可达400～600次）。

思考题 此例心房附壁血栓发生的因素是什么？可能产生什么后果？

（三）梗死

1. 心肌梗死(myocardial infarction)：病变描述见心血管系统疾病实习。

2. 脾贫血性梗死(anemic infarct of the spleen)：标本A、B、C为较新鲜的梗死，脾脏切面见梗死灶呈分界明显的楔形，底朝向脾包膜，尖端朝向脾门，梗死灶表面隆起，切面苍白干燥，梗死边缘已开始机化。

标本D、E、F为较陈旧的梗死，梗死区由结缔组织所代替，以后发生疤痕收缩而成凹陷状。

3. 肾贫血性梗死(anemic infarct of the kidney)：梗死灶黄白色，呈境界分明的楔形，底朝向肾包膜，尖端朝向肾门。

4. 脑梗死(infarct of the brain)：大脑剖面，脑组织有大片不规则的软化坏死区，此处正常结构破坏，质地疏松如浆糊状。

5. 肠出血性梗死(hemorrhagic infarct of the intestine)：梗死肠浆膜面失去光泽，呈灰褐、黑色，肠壁增厚，切面肠壁各层均出血、坏死。

6. 肺出血性梗死(hemorrhagic infarct of the lung)：肺切面，梗死区近包膜下，呈楔形，暗红或灰黑色，正常肺泡结构不清。

二、动物实验

脂肪栓塞(示教或电视录像)：取家兔一只，自耳缘静脉注射食用植物油 5 mL，观察兔的反应。待兔死亡后解剖，观察其肺、心情况后取其部分肺脏做冰冻切片。切片经脂肪染色(苏丹Ⅲ染色)后于显微镜下观察，可见有多量桔红色脂肪小滴栓塞于肺泡壁毛细血管内。

讨论兔的死亡原因。

三、组织切片观察

（一）慢性肝淤血(chronic congestion of the liver)〔S.1〕

低倍镜下见肝小叶中央部分淤血严重。

高倍镜下见：(1)肝小叶中央静脉及附近肝窦高度扩张，充满红细胞。(2)扩张的肝窦间的肝细胞索，有的已萎缩甚至消失。(3)有些相邻小叶的淤血部位互相沟通。

（二）慢性肺淤血(chronic congestion of the lung)〔S.111〕

肺泡隔毛细血管扩张、淤血，肺泡腔内有水肿液、红细胞、巨噬细胞及心力衰竭细胞。

（三）新鲜血栓(fresh thrombus)〔S.4〕

1. 血栓位于静脉腔内，部分与管壁附着。该血管壁有玻璃样变。

2. 血栓的大部分由紫红色及红色条纹状或层状的结构相间排列而成(混合血栓)，紫红色部分为血小板层及纤维素网，并附有少量白细胞，红色部分由红细胞组成，混有少量白细胞及纤维素，此为红色血栓部分。

（四）机化血栓(organizing thrombus)〔S.5〕

病变在动脉内，管腔内血栓已消失，为增生的结缔组织及毛细血管所代替。血管旁有神经干断面，可见轴索和髓鞘。

（五）肺羊水栓塞(amniotic fluid embolism of the lung)〔S.155〕

肺间质血管充血，多数小血管(小动脉、毛细血管)内可见染成灰红、灰兰色的角化上皮和(或)淡灰兰色的粘液，肺泡内有粉红色水肿液和巨噬细胞，部分肺泡代偿性气肿。

（六）脾梗死(splenic infarct)〔S.2A〕

先肉眼观察，梗死区为不规则的楔形病灶，色较淡红。

再以低倍镜从切片边缘较正常组织处向病灶处移动观察。找到梗死部位。并与周围脾组织作比较，梗死区色淡红，细胞核均消失，但该处脾组织之轮廓仍存在，梗死区边缘充血出血带不明显。部分切片梗死区周围红髓明显充血，白髓萎缩。

（七）肺出血性梗死(hemorrhagic infarct of the lung)〔S.3〕

肉眼观察切片：切片深红色实质区为梗死区，部分切片在左上角肺动脉腔内有血栓性栓子。

镜下观察：梗死区充满红血球，肺组织细胞结构消失，隐约见到血管及肺泡轮廓。梗死区和周围肺组织之间为充血出血带。部分切片梗死区附近肺动脉内有血栓性栓子。

四、思考病例

病例 1

男性,45岁,因大面积重度化学性灼伤入院。左下肢灼伤尤为严重,已形成焦痂。

入院后虽经抢救度过了休克期,但后因继发感染,发生严重败血症及下肢股动脉、股静脉血栓形成致下肢坏疽。经多方抢救无效于入院后 25d 死亡。

死后经尸体解剖证实上述临床诊断。

分析:该例血栓形成的可能因素有哪些?

病例2

一青年妇女,因外伤性脾破裂而入院手术治疗,术后一般情况尚好。术后第9天,右小腿腓肠肌部位有压痛及轻度肿胀,医生认为小腿有血栓形成,嘱其安静卧床,暂缓活动,术后第十一天傍晚,患者自行起床去厕所后,不久突感左侧胸痛并咯血数口,体温不高。次日查房时胸痛更甚。听诊有明显摩擦音,X 射线检查左肺下叶有范围不大的模糊阴影。

患者年初曾因心脏病发作而住院。内科诊断为风湿性心脏病,二尖瓣狭窄。经治疗后,近数月症状缓解。

试分析:(1)右小腿静脉血栓形成的可能因素?(2)左肺可能是什么病变?与前者有无联系?请予解释。

思考题

1. 淤血可引起哪些病理变化及后果(举例说明)?
2. 何为梗死?心肌、脑、肠的梗死常由什么原因引起?病人可有哪些临床表现?有哪些方面的结局?
3. 长期卧床的慢性病人骶尾部发生溃疡是什么原因?应怎样预防?
4. 有生命栓子(肿瘤细胞)和无生命栓子(血栓及脂肪、空气等)引起栓塞的后果有何不同?
5. 血栓形成、血栓、栓子、栓塞、梗死、坏死和坏疽各自的含义、相互间的关系和异同如何?

第四节 炎 症

一、实习要求

1. 掌握炎症的三种基本病理变化,了解炎症是这三种变化的综合表现。
2. 认识各种炎症细胞的形态特点及其功能。
3. 掌握炎症的类型及其形态特点。

注:本节实习中有一些标本在各论(系统病理)中还要详细观察,这里仅作初步介绍,只要求同学们有一个概念。

二、大体标本观察

(一)变质性炎

1. 急性重型病毒性肝炎(acute severe hepatitis):成人肝脏。由于肝细胞急剧广泛坏死而极度缩小。肝切面结构不清。
2. 阿米巴肝脓肿(amebic liver abscess):肝切面,可见手拳大或鹅蛋大之脓肿,脓腔壁粗糙。腔内充满灰黄色之坏死物。

(二) 渗出性炎

1. 白喉(diphtheria)：咽部、扁桃体及气管有灰白色假膜被覆，有的标本中假膜已延伸至气管(有的标本中的气管内假膜，在气管切开抢救时，已被取走部分)。

思考题 咽部假膜和气管、支气管内的假膜对机体各引起什么样的后果？

2. 纤维素性心包炎(fibrinous pericarditis)(绒毛心)：心外膜覆盖有一层灰白色的绒毛状之纤维素。

3. 纤维素性胸膜炎(fibrinous pleurisy)：胸膜明显增厚，粗糙，如破棉絮状。有的地方已机化。

4. 肺脓肿(pulmonary abscess)：肺切面，有散在的局限性炎性坏死灶，脓肿数目及大小不一致，自黄豆大至栗子大，有的腔内脓液已流失。

5. 脑脓肿(brain abscess)：大脑切面，脑实质内有局部组织破坏，有一个或多个脓肿形成，脓腔内尚可见淡黄绿色脓液。

6. 细菌性肝脓肿(bacterial abscess of the liver)：肝切面，肝实质多灶性组织坏死，脓肿形成。

7. 痈(carbuncle)：皮下有多数灰黄色脓肿病灶，有的已相互融合，皮肤表面粗糙，有多个灰黄色脓肿之开口。

8. 窦道及瘘管：

A：手指窦道(sinus of finger)

手指末端指节肿大，表面有一窦口，向下通向指骨骨髓腔。

B：肛门瘘管(fistula of the anus)

瘘管已剪开，管壁为结缔组织，为美蓝所着色，瘘管一端通向肛管(或直肠)内，另一端开口于肛门旁皮肤。

C：中耳瘘管及下肢窦道(fistula of the ear and sinus of the leg)

小儿头右耳后皮肤有一瘘管通向中耳，下肢胫骨有一窦道一端通向骨髓腔，皮肤之窦口已被剪去。

9. 急性阑尾炎(acute appendicitis)：自上而下观察各条阑尾：

第1条为正常阑尾，粗细均匀，浆膜面光滑。

第2条有急性炎症，浆膜血管明显扩张充血(单纯性阑尾炎)。

第3条急性炎症较显著，阑尾肿胀增粗，浆膜血管充血并有脓苔附着(蜂窝织性阑尾炎)。

第4条同前，但由于局部坏死过继而发生穿孔(第一套标本中尚有蛔虫阻塞)(蜂窝织性阑尾炎伴穿孔)。

第5条同前，阑尾大部分坏死发黑，同时有穿孔(坏疽性阑尾炎伴穿孔)。

10. 流行性脑脊髓膜炎(epidemic meningitis)：脑膜血管充血，蛛网膜下腔混浊不清，有较多灰黄、灰白色脓性渗出物积聚。

(三) 增生性炎

1. 慢性扁桃体炎(chronic tonsillitis)：扁桃体肿大，表面粗糙。

2. 慢性胆囊炎、胆石症(chronic cholecystitis, cholelithiasis)：胆囊壁显著增厚，有大量纤维组织增生，粘膜皱襞粗糙、扁平，丧失了正常的天鹅绒样外观，腔内有胆石。

3. 慢性血吸虫病肠炎(chronic schistosomiasis of the intestine)：肠壁增厚，粘膜面有多数

增生之小息肉。

4. 肺炎性假瘤(inflammatory pseudoneoplasm of the lung)：部分肺组织，于其中可见一境界清楚的瘤样肿块，切面灰黄色，杂有灰白色光泽的纤维组织，有的标本尚见小脓肿。

思考题 炎症时局部的病理变化有哪些？分析上述各标本以何种病理变化为主，并考虑它们对机体的影响。

（四）转归

狭窄性心包炎(constrictive pericarditis)

标本(1)、(3)心包脏层与壁层均显著增厚，部分玻璃样变。脏、壁两层大部分或几乎全部粘连愈着、致心包腔狭小或近于消失。心脏及心腔亦均缩小。

标本(2)心包脏、壁两层均显著增厚，部分玻璃样变。脏、壁两层的粘连部分已人为强行分离。

思考题 上述心包病变对心脏有何影响？试推测可出现哪些临床主要表现？

三、组织切片观察

（一）炎症的基本形态学特点

参看〔S.82〕蜂窝织性阑尾炎(acute phlegmonous appendicitis)

阑尾隐窝部粘膜上皮坏死脱落，阑尾各层均见有大量嗜中性白细胞浸润，其胞浆淡红色，胞核呈分叶状(2～5叶)或不规则形(切片中胞浆不太清，主要靠胞核来辨认)。还可见到炎性充血、血管内一些嗜中性细胞靠边及炎性水肿等血管变化。

1. 炎性充血：主要见阑尾及系膜毛细血管高度扩张，充满红细胞。
2. 炎性水肿：镜下表现组织间隙增宽，背景透明或淡粉红色为水肿液，主要见于粘膜下层和肌层。

本片还能看到哪些炎症细胞？

（二）扁桃体白喉(tonsil diphtheria)〔S.27〕

1. 扁桃体粘膜中段上皮坏死消失，其表面及隐窝内被覆粉红色假膜并与其下的固有膜紧密粘连。
2. 假膜由网状结构的纤维素和各种破碎的炎症细胞、脱落的上皮混合构成。

（三）肺脓肿(pulmonary abscess)〔S.26〕

1. 病变部位之肺组织结构坏死消失，而代之以大量嗜中性白细胞聚集成团。多数已变性坏死(称脓细胞或脓球)。部分切片脓腔中尚可见细菌菌落及坏死脱落之支气管粘膜上皮。
2. 脓肿边缘有少量肉芽组织增生，附近肺组织充血，肺泡内亦有多少不等之浆液、纤维素及嗜中性白细胞。肺膜尚可见渗出的纤维素覆盖。

四、思考病例

内科门诊有2例腹水患者，经过检查：

病例1确诊为慢性心力衰竭。

病例2确诊为结核性腹膜炎。

如果作腹水化验检查，可以得到什么结果？为什么？

五、电镜图片示教

1. 吞噬现象

图A：嗜中性白细胞内吞噬现象。"＊"示吞噬溶酶体内的大肠杆菌。"G"示嗜中性白细胞颗粒。"↓"示吞噬溶酶体界膜内缘处有颗粒分解的物质。

图 B:"＊"示吞噬溶酶体内的大肠杆菌已被分解破裂。

图 D:猪霍乱弧菌进入吞噬体。

图 E:(1)图上方:细胞表面吞噬体将形成。(2)图上中部:含有细菌的吞噬体。"L"溶酶体。"↑"示溶酶体和吞噬体融合(吞噬溶酶体)。

2. 名称:肉芽组织(猫)

A. 光镜:手术切口1周后,毛细血管内皮细胞和纤维母细胞增生;"↑"示中性白细胞。

B. 光镜:手术切口4周后,结缔组织疤痕形成。

C. 电镜:纤维母细胞含有核糖体及粗面内质网。池腔内浓厚物质,图的左半侧是胶原纤维(由大量胶原原纤维形成)。

思考题

1. 据标本和切片所见,病理上如何诊断炎症?
2. 试述各种炎症细胞的临床意义。
3. 分别从形态和后果比较下列各组病变:
(1) 浆膜的纤维素性炎和粘膜的纤维素性炎。
(2) 脓肿和蜂窝织炎。
(3) 肉芽组织和肉芽肿。
4. 名词解释:假膜、糜烂、溃疡、疖、痈、瘘管、窦道、肉芽肿性炎、炎性息肉、绒毛心、脓液、异物巨细胞、朗罕巨细胞、上皮样细胞、泡沫细胞。

第五节 肿 瘤

一、实习要求

1. 熟悉肿瘤的一般形态结构及生长方式。
2. 掌握良性肿瘤与恶性肿瘤的主要区别。
3. 熟悉肿瘤的分类及命名原则。
4. 掌握几种常用肿瘤的形态及临床特点,熟悉癌与肉瘤的区别。
5. 了解肿瘤病理学检查的常用方法及病理送验的注意事项。

二、大体标本观察

(一) 肿瘤的外形

1. 乳头状——皮肤乳头状瘤。
2. 息肉状——肠息肉样腺瘤。
3. 结节状——子宫平滑肌瘤。
4. 蕈伞状——皮肤纤维瘤。
5. 分叶状——脂肪瘤。
6. 囊腔状——卵巢囊腺瘤。
7. 溃疡状——胃癌(溃疡型)。
8. 菜花状——阴茎癌。

9. 蟹足状——乳腺癌。

(二) 肿瘤的颜色、大小、数目

1. 颜色：一般黑色素瘤呈黑色，脂肪瘤呈黄色，血管瘤呈暗红色，纤维肉瘤呈鱼肉样的淡粉红色。

2. 大小：神经纤维瘤、脂肪瘤、卵巢囊腺瘤。

3. 数目：结肠多发性息肉、子宫多发性平滑肌瘤。

(三) 生长方式

1. 膨胀性生长——子宫平滑肌瘤：子宫前壁已剪开，在子宫肌层有圆球形的肿瘤，呈膨胀性生长，境界清楚，肿瘤周围子宫肌组织受压迫。

2. 浸润性生长——乳腺癌：乳房切面的脂肪组织内，灰白色(或灰红色)的癌组织向周围脂肪内呈蟹足状(树根状)浸润性生长，无包膜。

3. 外生性生长：肠息肉样腺瘤；食管癌蕈伞型，外生性生长呈蘑菇状，又有浸润性生长。

思考题 对于能够局部切除的恶性肿瘤，手术时应注意什么问题？

(四) 肿瘤的转移

1. 淋巴道转移：

(1) 胃癌伴有淋巴结转移(carcinoma of the stomach with metastasis of the lymph node)：胃小弯侧淋巴结肿大，有癌转移。

(2) 阴茎癌伴有淋巴结转移(carcinoma of the penis with metastasis of the lymph node)。

(3) 黑色素瘤伴有淋巴结转移(malignant melanoma with metastasis of the lymph node)：有肿瘤转移的淋巴结显著肿大(如白果大)，切面为黑色，杂以灰白色。

2. 血道转移：

(1) 肺转移性恶性肿瘤(metastatic malignant tumor of the lung)：肺切面，见有多数散在分布的圆形、椭圆形、灰黄及灰白色的转移性瘤结节，系肝癌转移。

(2) 肝转移性恶性肿瘤(metastatic malignant tumor of the liver)：肝切面，见多数大小不等之转移瘤结节。灰黑色、棕褐色，标本A、B为肛门部黑色素瘤转移，标本C、D为绒毛膜上皮癌转移，出血明显。

(3) 脑转移性恶性肿瘤(metastatic malignant tumor of the brain)：脑切面，见有转移肿瘤，脑组织破坏，标本A、B、C为胃粘液癌转移。D标本见多个转移肿瘤为横纹肌肉瘤转移。

(4) 脾转移性癌：切面有2个灰黄色转移灶。

3. 种植性转移(transcoelomic metastasis)：横膈组织一块，其上有大小不一、灰白色(或灰红色)之扁平结节或乳头状小结节。此为肿瘤种植性转移生长。

(五) 常见肿瘤

1. 上皮组织肿瘤：

(1) 皮肤乳头状瘤(papilloma of the skin)：肿瘤呈乳头状向皮肤表面突出生长，有的带蒂。

(2) 大肠息肉样腺瘤(polypoid adenoma of the colon)。

(3) 卵巢粘液性囊腺癌(mucinous cystadenoma of the ovary)：肿瘤呈息肉状自粘膜面向肠腔内突出生长，有蒂与肠粘膜相连。

思考题 本瘤的囊腔是如何形成的？

(4) 多形性腺癌(plemorphic adenoma)：唾液腺肿瘤，有包膜，切面可见透明(腺组织、粘液样组织)及致密条索状(软骨样组织、结缔组织)成分混杂。

(5) 鳞状细胞癌(squamous cell carcinoma):标本为发生在皮肤、阴茎、喉、角膜等处的鳞状细胞癌,呈结节状、菜花状等,形态不一。但多数表面都形成深浅程度不一的溃疡而显得表面高低不平,如岩石。多数标本呈灰白色干燥的外观,有出血坏死时,色泽有所改变,头皮及阴茎的鳞状细胞癌标本切面可见癌组织向周围及深部浸润生长。

(6) 大肠腺癌(large intestinal adenocarcinoma):肿瘤呈息肉状或溃疡状,或呈环状,突向肠腔或围绕肠壁生长,肠壁被浸润破坏。

(7) 肾盂移行上皮乳头状癌(papillary transitional cell carcinoma of the renal pelvis):癌肿起自肾盂粘膜并呈菜花状或乳头状生长,使有的肾盂为癌肿所充填,癌组织还向肾实质内浸润生长。

2. 间叶组织肿瘤

(1) 皮肤纤维瘤(fibroma of the skin):肿瘤高出皮面如蕈状,切面见有纵横交错的略具光泽的灰白色纤维条索。

(2) 脂肪瘤(liponca):肿瘤有完整包膜,表面与切面均呈黄色,与正常脂肪组织难辨,其中可见散在的纤维组织间隔。

(3) 肝海绵状血管瘤(spongy hemagioma of the liver):均为肝部分切除标本,标本所见几乎均为海绵状的血管腔隙,中间或边缘杂有少量肝组织。肿瘤边缘虽清楚,但无明显包膜。

(4) 子宫平滑肌瘤(leiomyoma of the uterus):各标本肿瘤的大小、数目、生长部位不一,但多呈圆形,切面见质地致密、灰白色、有编织状的结构,与周围组织分界清楚,肿瘤附近的正常肌组织受挤压。

(5) 纤维肉瘤(fibrosarcoma):标本 A、B 为一少年患者之前臂,肿瘤起自皮下并弥漫向周围浸润生长,界限不清。切面呈灰白色略带粉红色,质地均匀,杂有交错之纤维索状结构。标本 C、D 肿瘤切面呈粉红色,质地均匀细腻如鱼肉状。标本 C 形成假包膜。

(6) 骨肉瘤(osteosarcoma):标本 D、E 发生在胫骨上端,病变较典型,切面上肿瘤处呈梭形肿胀,骨膜被瘤组织顶起,瘤组织侵及骨髓腔,部分穿破骨皮质、骨膜而侵及软组织。

3. 神经组织肿瘤:

(1) 小脑星形细胞瘤(cereballar astrocytoma):一侧小脑半球肿大,切面见肿瘤呈囊性变,囊壁光滑。

(2) 脑膜瘤(meningioma):该标本为手术完整剥离的肿瘤,球形,有完整包膜,切面灰白和淡粉红色相间,粉红色区富集肿瘤细胞成分,灰白色区多为纤维组织。

4. 其他肿瘤:

(1) 黑色素瘤(melanoma):肿瘤位于足趾部,表面有溃疡形成,表面及切面均呈深褐色或黑色,瘤组织向周围浸润生长,趾骨已被破坏,E、F 标本附有瘤转移的腹股沟淋巴结。

(2) 畸胎瘤(teratoma):标本为发生在卵巢和肺的畸胎瘤。卵巢畸胎瘤为一表面光滑的囊性肿块,囊壁即为肿瘤之包膜,囊内容物为皮脂、毛发、粘液等(标本 A、B)。标本 C 示瘤内有甲状腺成分。肺畸胎瘤中亦有完整之包膜,其内为皮肤(并可见细小囊毛)、脂肪组织等(组织切片中尚见有胰腺)(标本 D、E)。

三、组织切片观察

(一) 肝细胞癌(hepatocellular carcinoma)〔S.60〕

本次实验主要先观察恶性肿瘤细胞的异型性,消化系统疾病实习中再详细观察其结构。

本片组织取自肿瘤边缘部,镜下切片右侧为相对正常的肝组织,左侧为癌组织,低倍镜观察后,再以高倍镜观察癌细胞的大小及形态、胞核及胞浆的改变。

思考题 自己总结一下,恶性肿瘤细胞的形态有哪些特征?

(二) 淋巴结转移性腺癌(metastatic adenocarcinoma of the lymph node)〔S.56B〕

淋巴结结构部分破坏,被条索状、片块状的癌组织代替,部分癌细胞呈腺体样排列。

(三) 肠乳头状腺瘤(papillary adenoma of the colon)〔S.130〕

肉眼观察呈乳头状突起部分即为肿瘤,有一短蒂与肠壁相连。瘤实质是腺上皮,间质是结缔组织及血管、淋巴管。由于腺上皮及其下之结缔组织向表面作乳头状生长,故称乳头状腺瘤。镜下主要观察实质部分,并与正常肠壁比较。实质部分可见腺体数目增多,大小不一,排列较紊乱。有的呈囊状扩张(这和正常肠腺不同)。但高倍镜下见腺体及粘膜上皮呈单层柱状,细胞大小一致,排列整齐,核小,位于基底部,有杯状细胞。这些又是和正常肠相似之处,表示分化成熟,提示良性肿瘤。

(四) 肠腺癌(adenocarcionma of the colon)〔S.62A、B〕

组织取自癌肿边缘部,镜下左侧部分粘膜尚属正常,右侧部分癌变(深紫色部分)。

镜检时先观察正常肠粘膜,再逐渐向癌部分移动,两者进行比较。癌实质由多数大小极不一,排列很不规则的腺体样结构组成,亦有部分癌细胞呈索条状、片块状排列,并不形成明显的腺样结构。高倍镜下组成腺体样结构之癌细胞排列很不规则,有的部分呈复层排列,癌细胞大小不等,细胞核均较大,且深染,在细胞内的位置亦不一致,有多数核分裂相,未见杯状细胞。上述各点,与正常肠腺相比,显示出明显异型性。此外,癌组织已浸润至肌层,部分切片(B片)中,淋巴管内尚可见有浸润的癌细胞团块(癌栓),这也显示了恶性肿瘤的另一个特点,即具有破坏组织和浸润性生长的能力。

(五) 皮肤乳头状瘤(papilloma of the skin)〔S.52〕

先用肉眼认识乳头状瘤的外形后再镜检。

1. 低倍镜观察乳头之轴心,由结缔组织、血管组成(肿瘤的间质),并有炎症细胞(淋巴细胞、浆细胞)浸润。

2. 以低、高倍镜交替观察肿瘤之实质,见为增生的复层鳞状细胞,并覆盖于轴心的表面,其底层为基底细胞,中层为棘细胞,表层为颗粒细胞及角化细胞。分化和结构与正常表皮相似,基底膜亦完好,并无浸润现象。

(六) 皮肤鳞状细胞癌(squamous cell carcinoma of the skin)〔S.57〕

表面一小部分为正常的复层鳞状上皮,与其相连续的其余大部分复层鳞状上皮已高度增生并癌变,癌细胞已突破基底膜向下(真皮及皮下组织)浸润,形成大小不等的癌巢。高倍镜见癌巢外层之癌细胞似表皮之基底细胞。而内层之癌细胞似表皮之棘细胞,但一般都较正常者大而不规则,并见核分裂相,多数癌巢中央有角化珠(癌珠)形成,间质尚有多量炎症细胞浸润。

(七) 卵巢纤维癌(ovarian fibroma)〔S.36〕

瘤细胞相似于纤维细胞,细长呈棱形,核小而狭长,排列成束状、波浪状,纵横交错。瘤细胞密度较稀,有大量胶原纤维形成,部分切片可见残留白体,呈玻璃样变的圆形或椭圆形结构。

(八) 纤维肉瘤(fibrosarcoma)〔S.46〕

瘤细胞丰富,弥散排列,与间质无明确界限(肉瘤有别于癌的特点之一)。瘤细胞似纤维母细胞,呈椭圆形或梭形,胞浆少,胞核大而核膜厚,大小形态不一致,可见核分裂。瘤细胞间有少量胶原纤维形成,呈纵横交错排列。

(九) 涂片(示教)

〔附〕 1. 脱落细胞学检查：
　　　　(1) 原理：①瘤细胞因其生长快,聚集力小,故容易脱落。
　　　　　　　　②瘤细胞继发出血坏死,导致大量脱落,取含细胞的液体离心沉淀后涂片。
　　　2. 宫颈细胞学检查方法简介。
　　　3. 讲解正确填写病理申请单及其重要性。

思考题

1. 举例说明肿瘤的异型性表现。
2. 请区别下列概念并举例：
(1) 肿瘤性生长和非肿瘤性生长
(2) 良性肿瘤和恶性肿瘤
(3) 癌和肉瘤
(4) 原发性肿瘤和转移性肿瘤
3. 肿瘤的转移方式有哪些？认识肿瘤转移规律有何实际意义？
4. 名词解释：分化、不典型增生、转移、间变、原位癌、癌前病变、恶病质、Krukenberg瘤、交界性肿瘤、角化珠、印戒细胞癌、腺鳞癌、腺棘癌、畸胎瘤、单纯癌、多形性腺瘤、肿瘤细胞倍增时间、生长分数、癌基因、原癌基因、端粒。
5. 恶性肿瘤的浸润和转移的机制有哪些？

苏州大学医学院 病理学教研室 附一院病理科
病理检验申请单　电话:65223637-462

申请单位：_____（门诊、住院）_____科

注意

一、切实详填本单（包括瓶签）各项，字迹清楚，瓶签务请贴牢。

二、标本取出后，须立即固定于10%福尔马林液内，瓶口宜大，以便取出。

三、保持本单清洁，不得用本单包裹送检标本。

四、标本送验时办妥付费或记账手续，否则不予检验。

病员姓名_____性别_____年龄_____职业_____籍贯_____				
家庭住址_____住院号_____病区_____床号_____				
送检标本	组织名称	采取部位	取材大小	
1				
2				
3				
4				
病史摘要（包括各种有关检查）：				
手术所见（包括病变部位、范围、颜色、硬度与周围关系）：				
妇科情况	末次月经____月__日，平常周期__天，经量____，持续____天， 近期使用内分泌药物（包括避孕药）情况_____ 妊娠史_____其他_____本次刮宫日期____月____日			
临床诊断				
检验要求				
备　注	"曾"、"否"在_____医院做过检查，编号（或检查日期）_____， 当时病理诊断_____			

送检医师_____　____月____日

病理检验存据 （此页由病理科填写）

巨体检查：	组织名称	块数	用完	保留
	A			
	B			
	C			
	D			
	E			
	F			
	G			
	附言：			

病理诊断：

备　注：

主检医师_____

_____月_____日

编号：_____	收检日期：　月　　日
	发片日期：　月　　日
	切片张数：
	制　片　者：
	本片：教学用、读片用

第二章 病理解剖学

苏州大学医学院

病理学教研室
附一院病理科

细胞学检验单

检验费 _____ 元

（门诊　　科）
（住院　　）

病员姓名 _____ 性别 _____ 年龄 _____ 住院号 _____ 病区 _____ 床号 _____

临床诊断 _____

检验项目：阴道 No □　食管 □　胸、腹水 □　家庭住址 _____

病史摘要："曾"，"否"在 _____ 医院做过细胞学检查结果 _____ 编号 T. _____

送检医师 _____　　　年　　月　　日

检验结果：编号（T.）

（备注）

主检医师 _____　　　年　　月　　日

第六节　心血管系统疾病

一、实习要求
1. 掌握风湿病的基本病变和慢性风湿性心瓣膜病的形态特征及其对机体的危害。
2. 了解熟悉亚急性细菌性心内膜炎的形态特点及临床联系。
3. 掌握高血压病主要脏器的病变特点及其对机体的危害性。
4. 掌握动脉粥样硬化症主要病变特点及其对机体的危害性(着重于大、中动脉)。

二、大体标本观察

(一) 正常心脏(normal heart)

1. 大小与该人左拳相似(成人)，重 250 g 左右，左室壁厚 1 cm，右室壁厚 0.3～0.4 cm，两心房厚 0.1～0.2 cm。

2. 心瓣膜及心内膜光滑、菲薄、透明，各瓣膜附着缘不粘连，腱索细而光滑，乳头肌亦不肥大，各瓣膜口周径：三尖瓣内为 11 cm，肺动脉瓣为 8.5 cm，二尖瓣为 10 cm，主动脉瓣为 7.5 cm。

(二) 慢性风湿性心瓣膜病(chronic rheumatic valvular disease)

1. 二尖瓣狭窄及其他(mitrol stenosis and others)：

标本 A：二尖瓣铅笔芯样狭窄及三尖瓣(相对性)闭锁不全。二尖瓣增厚、粘连，瓣膜口狭窄如铅笔芯样。左心房扩大(部分已剪去)。左心室缩小。右心扩大，三尖瓣无明显器质性病变，但瓣膜口呈闭锁不全(相对性)。

思考题　此例标本左心房为何会扩大？左心室为何会缩小？

标本 B：二尖瓣鱼口样狭窄及主动脉瓣狭窄和赘生物。二尖瓣增厚、粘连，瓣膜口狭窄如鱼口样，腱索及乳头肌增粗，左心房扩大。主动脉增厚，瓣膜交界处粘连，瓣膜口狭窄，瓣膜闭锁缘上可见大头针帽大呈串珠状排列的赘生物，左心室扩大。

思考题　此例标本左心房、左心室为何均扩大？

标本 C：二尖瓣鱼口样狭窄。

二尖瓣增厚、粘连，瓣膜口狭窄如鱼口样，左心房扩大。

2. 三尖瓣闭锁不全及其他(tricuspid insufficiency and others)：

标本 A、B：二尖瓣狭窄，三尖瓣闭锁不全。二尖瓣增厚、粘连，瓣膜口狭窄呈鱼口样裂隙，左心室无明显扩大。三尖瓣增厚、粘连，成为两个瓣膜样(勿误认为二尖瓣！)，瓣膜明显缩短，瓣膜口闭锁不会，右心房扩大。标本 A 有主动脉瓣狭窄。

思考题　此例标本左心房为何无明显扩大？右心房为何明显扩大？

标本 C：二尖瓣闭锁不全和赘生物及三尖瓣闭锁不全和主动脉瓣狭窄。见二尖瓣及三尖瓣增厚，部分粘连并缩短，瓣膜口闭锁不全。二尖瓣膜闭锁缘有大头针帽大的串珠状排列的赘生物。

3. 主动脉瓣狭窄和赘生物(aortic stenosis and vegetations)：主动脉瓣增厚，瓣膜交界处粘连，瓣口处狭窄，瓣膜闭锁缘有串珠状赘生物，左心室扩大。

(三) 亚急性细菌性心内膜炎(subacute bacterial endocarditis)

标本 A：二尖瓣显著增厚，瓣膜上有灰红色赘生物，约小蚕豆大，腱索变粗、短、粘连。

标本 B：二尖瓣增厚，瓣上有相邻的两个灰黄色赘生物，各为黄豆、绿豆大。

标本C、D：主动脉瓣上有绿豆大灰黄色赘生物。主动脉有粥样硬化。

(四) 高血压病(hypertension)

1. 高血压病之心脏(hypertensive cardiopathy)：左心室肥厚(正常厚0.8~1 cm)，乳头肌及肉柱均增粗。标本C、D病变较晚，左心室已有明显扩张。

2. 高血压病之肾脏(hypertensive kidney)(原发性固缩肾)：肾体积缩小，表面不平呈细颗粒，切面皮质略变薄，皮髓质交界处血管断面显示管壁增厚。

3. 高血压病之脑出血(hemorrhage of the brain by hypertension)：标本分别为大脑及桥脑之剖面，大脑出血之部分系内囊(有的标本为外囊)，出血处组织破坏。桥脑出血处组织亦破坏。

(五) 动脉粥样硬化症(atherosclerosis)

1. 主动脉粥样硬化(atherosclerosis of the aorta)：主动脉内膜粗糙不平，有扁平略隆起的呈圆形或不规则之斑块，淡黄色或灰白色，有的形成粥样溃疡或有钙化。

2. 冠状动脉粥样硬化及心肌纤维化(atherosclerosis of the coronary and fibrosis of the myocardium)：冠状沟部可见左冠状动脉之断面，其内膜粗糙，有黄色粥样斑块，管腔狭窄，另一断面可见有血栓阻塞。左心腔前壁部分心肌为不规则之灰白色疤痕组织代替，左心室显著扩张。

3. 心肌梗死(myocardial infarction)：标本A：可见冠状左前降支之断面，内膜面有粥状斑块，管腔狭窄。左心室前壁心尖部分心肌正常结构不清，变薄，组织疏松并失去光泽，如破棉絮状，部分心壁与心包粘连。

标本B：为冠状动脉粥样硬化并发左冠状动脉总干血栓形成致心肌梗死，累及前壁大部分、左侧壁、心尖部、室间隔前3/4肉柱，部分乳头肌，梗死部失去光泽呈灰白、灰褐色，心室壁变薄。心尖部内膜有附壁血栓形成及左心室室壁"瘤"形成。前壁脏层心包有纤维素渗出。

标本C：可见主动脉有粥样硬化病变。左心室前壁、心尖部、肉柱均大片梗死，心壁破裂(为保持标本之完整性，故未对冠状动脉进行解剖分离，组织切片中见有粥样硬化)。

4. 脑动脉粥样硬化(atherosclerosis of the cerebral arteries)：脑基底动脉Willis环及其分支节段性硬化，呈竹节状，硬化区可见黄色斑块；脑萎缩，右侧大脑中动脉硬化明显，右脑比左脑体积小，枕叶变锐，额叶脑回变窄和脑沟变宽加深；脑软化，标本A可见脑动脉血栓，标本B、C脑基底动脉粥样硬化明显。脑切面，实质有硬化灶。

5. 肾动脉粥样硬化(atherosclerosis of the renal arteries)：标本A、B、C可见肾上极有楔形梗死区，已疤痕化；标本D、E、F可见肾呈不规则形状，包膜面可见疤痕收缩凹陷。

(六) 心肌病(cardiomyopathy)

充血性心肌病(congestive cardiomyopathy)(标本A)：心脏明显扩大，呈球形，心壁不增厚，无心瓣膜异常，冠状动脉亦未见病变。

肥厚性心肌病(hypertrophic cardiomyophathy)(标本B、C)：以心肌肥厚为主，尤其是左心室室间隙有明显增厚，使流出道狭窄。

三、组织切片观察

(一) 风湿性心肌炎(rheumatic myocarditis)〔S.70〕

1. 在心肌间质内，特别是在小血管附近，可见大小不等的风湿小体。
2. 组成风湿小体的成分：中心部分结缔组织呈红染的纤维素样坏死；周围有较多的风湿

细胞及一些淋巴细胞、单核细胞浸润。风湿细胞形态不规则,细胞较大,胞浆丰富呈暗红色(嗜碱性),单核或多核,核大而空,染色质浓集于中央,似枭眼状。

3. 由于病变时间的差异,有些风湿小体已纤维化。

4. 心肌细胞有颗粒变性。

(二) 细动脉硬化性固缩肾(primary contracted kidney caused by arteriosclerosis)(原发性固缩肾)〔S.74〕

1. 肾表面高低不平。

2. 细动脉血管壁增厚,玻璃样变,管腔狭窄,小动脉内膜纤维性增厚。

2. 部分肾小球萎缩、纤维化,甚至玻璃样变,肾小球囊纤维性增厚,部分肾小球代偿性肥大。扩张的肾小管内充满蛋白管型和少量颗粒管型。

4. 间质结缔组织增生,有淋巴细胞、单核细胞浸润。

(三) 主动脉粥样硬化(atherosclerosis of the aorta)〔S.72A、B〕

先用肉眼观察,病变部分的血管壁增厚,染色较淡,再镜检:

1. 先辨别血管内膜的位置,病变的内膜显著增厚、隆起,并呈玻璃样变,内膜下有大块粥样坏死灶,为无结构之红色细颗粒,其中有胆固醇结晶溶解后留下的菱形空隙(胆固醇结晶制片时为酒精、二甲苯所溶解)。A切片的病灶中有蓝染的钙化灶。

2. B切片在粥样坏死灶周围有泡沫状胞浆的噬脂细胞。

3. 中膜受内膜病变压迫略有变薄。

(四) 心肌梗死(myocardiac infarction)〔S.129A、B〕

镜下方位:A片:右上方为心外膜。其中有一椭圆形管腔为冠状动脉分支,左侧及中央区为心肌梗死区伴出血,左下方为心内膜附壁血栓。B片:右侧大半为心肌梗死区,右下角为心内膜,伴小块附壁血栓。

1. 冠状动脉粥样硬化:动脉内膜呈半月状增厚凸向管腔,致管腔狭窄。内膜有纤维组织增生及玻璃样变,其下有胆固醇结晶的菱形或不规则腔隙(胆固醇在制片过程中已被溶解),并可见深蓝色的钙化颗粒。部分切片管腔内及其分支管腔内有新鲜血栓。

2. 心肌梗死:坏死的心肌细胞呈红色均质性,无细胞核,或整个胞腔消失不见。坏死周围有炎症反应。出血及炎症反应还波及到心外膜。

3. 心内膜破坏及附壁血栓:心内膜破坏,有新鲜混合及红色血栓附着。

思考题 以上三种疾病之间有什么联系?心肌梗死及所形成的附壁血栓可能有什么后果?

(五) 心内膜弹力纤维增生症(endocardiac fibroelastosis)〔S.145〕

心内膜明显增厚,主要为胶原纤维和弹力纤维大量增生,并与心内膜面平行排列。

思考题

1. 风湿病的基本病变是什么?
2. 各种慢性风湿性心瓣膜病有何血液动力学改变及临床表现?
3. 亚急性细菌性心内膜炎同风湿性心内膜炎形态上的区别及相互关系怎样?
4. 冠状动脉粥样硬化的病变特点是什么?可引起哪些严重后果?
5. 在高血压病晚期,心、脑、肾的病变特点及引起相应的临床表现如何?

第七节 呼吸系统疾病

一、实习要求
1. 熟悉慢性支气管炎及其常见并发症慢性阻塞性肺气肿和肺源性心脏病的形态学特点。
2. 掌握大叶性肺炎和小叶性肺炎形态学的基本区别。
3. 熟悉支气管扩张症的形态特点。
4. 掌握矽肺及其主要合并症。
5. 掌握肺癌的病理类型。

二、大体标本观察

(一) 慢性支气管炎 (chronic bronchitis)

肺切面上见到支气管纵、横断面,以下叶病变为著,可见管壁明显增厚,管腔变窄,粘膜皱襞粗糙,血管扩张充血,管腔内见淡黄色粘液脓性分泌物积聚。下叶部分肺泡萎陷,呈肺不张,其余部分肺组织呈慢性阻塞性肺气肿。肺膜增厚并有玻璃样变,上、下叶有粘连,叶间隙及肺膜下有已凝集的乳白色胶冻状的渗出液积聚。肺动脉扩张。

(二) 慢性阻塞性肺气肿 (chronic obstructive emphysema)

整个肺组织疏松,肺泡弥漫性膨胀,部分肺泡隔断裂,相邻之肺泡腔融合而成蜂窝状,有的标本在近肺膜处甚至融合成大泡。

思考题 肺气肿时,肺含气量增多,为什么患者却往往表现缺氧?

(三) 肺源性心脏病 (cor pulmonale)

心脏横切面,切面大的空腔为右心室,小的空腔为左心室,右心室显著扩张,壁亦较正常增厚(正常右心室壁厚 0.3~0.4 cm)。

(四) 大叶性肺炎 (lobar pneumonia) (实变期)

肺切面,病变肺叶呈灰白色(或灰黄色),结构致密,肺泡失去含气状态而为粗糙的颗粒状物质充填,实变如肝样。肺膜有灰白色纤维素性渗出物覆盖。

(五) 大叶性肺炎机化 (organization of the lobar pneumonia) (肺肉质变)

肺切面,肺下叶上半部分肺泡内渗出物被吸收已恢复原来正常海绵状结构。肺底部分则被致密的灰白色结缔组织所代替而丧失其正常结构及功能。

(六) 小叶性肺炎 (lobular pneumonia)

肺切面可见多个芝麻大至米粒大灰黄、灰白色病灶。沿支气管分布。有的病灶已相互融合成片状(融合性小叶性肺炎)。

(七) 小叶性肺炎合并肺脓肿 (lobular pneumonia with pulmonary abscess)

成人肺切面,见支气管炎症表现,沿支气管分布点状灰白色实变灶,并见多个脓肿腔。

(八) 支气管扩张症 (bronchiectasis)

肺切面上可见扩张支气管的纵、横切面,或呈圆柱状,或呈囊状。管壁增厚,粘膜粗糙,周围肺组织呈炎症改变。

(九) 硅肺 (silicosis)

胸膜纤维性增厚。切面上可见肺的大部分区域有灰白色略具光泽之网状条纹(弥漫性纤维化),以及多数散在针尖大灰白色略具光泽的小点(硅结节,有的已融合),上述变化在黑色

(炭末沉着)背景处更明显。

（十）硅肺结核(silicosis with tubrculosis)

硅肺病变同上，肺门淋巴结内硅肺病变尤其显著；

除上述硅肺病变外，尚可见杂有大小不等的数目不一的灰黄色干酪样坏死灶(结核病变)，有的标本有大小不等的结核性空洞形成。

（十一）肺癌(carcinoma of the lung)

中央型：全肺或肺叶标本，癌肿位于肺门处较大支气管，并向周围肺组织浸润，形成较大的灰白色结节状肿块。

周围型：肺周边部有散在灰白、灰黄色圆形或不规则形结节(有的癌结节在制作标本时脱落)。

弥漫型：癌肿呈广泛弥漫的分布，上部有较多的粟粒大、绿豆大灰白色结节，中部或中下部主要为大片灰白色病变，与肺炎很为相似，临床上及病理上均需注意与肺炎区别。

三、组织切片观察

（一）肺气肿(pulmonary emphysema)〔S. 78〕

肺泡过度充气使肺泡间隔变窄，毛细血管受压闭塞，部分肺泡间隔断裂，肺泡腔扩大形成较大囊腔。少数间质小血管内膜纤维增厚。间隔及肺泡腔内有尘细胞。

（二）大叶性肺炎(lobar pneumonia)(灰色肝样变期)〔S. 75B〕

肉眼观察：见绝大部分肺泡失去含气状态而实变。

镜检：

1. 肺泡腔内充满炎性渗出物，主要为网状结构的纤维素与嗜中性白细胞，此外，还有少量红细胞及大单核细胞。各肺泡腔所见大致相同。

2. 肺膜血管充血，附有纤维素及少量嗜中性白细胞等渗出物。

注：本切片肺泡隔毛细血管仍有明显充血。部分肺泡内以浆液渗出为主。

思考题 本切片灰色肝样变期毛细血管仍有充血与书上所述似有矛盾，你的看法如何？

（三）小叶性肺炎(lobular pneumonia)〔S. 77〕

肉眼观察：见点状的实变灶散在性分布，其余的肺泡腔隙仍清晰可见。

镜检：

1. 点状实变灶以细支气管为中心，管壁为炎症，腔内有大量嗜中性白细胞及一些纤维素、大单核细胞、红细胞，支气管粘膜上皮有的部分脱落或全部脱落，以致有的难以识别为支气管(有的实变灶中心未见到支气管，这与切片位置有关，未切到病变中心)。

2. 病变支气管周围的肺泡腔内有炎性渗出物，但成分不大一致，大部分肺泡内为嗜中性白细胞及少量纤维素，部分肺泡内为红细胞或浆液等。

3. 间质及肺泡隔血管扩张充血，病变间的部分肺泡扩大，呈灶性气肿状态(代偿性)。

（四）支气管扩张症(bronchiectasis)〔S. 79〕

支气管扩张，个别呈囊状；支气管腔内衬上皮轻度增生(未见鳞化)；支气管壁平滑肌、弹力纤维、软骨遭破坏而呈现断裂、破碎、萎缩，甚至完全消失；管壁全层明显炎症细胞浸润及肉芽组织形成。

（五）硅肺(silicosis)〔S. 110〕

见多数小结节，由呈同心圆排列、并大部发已玻璃样变的胶原纤维构成，犹如洋葱头之切面,此即硅结节。有的结节中心可见到管壁增厚的小血管,结节之间有少数吞噬细胞、纤维细胞、淋巴细胞及浆细胞。部分硅结节已互相融合,硅结节周围肺组织呈代偿性气肿。肺膜因纤维化而显著增厚。

(六)肺鳞状细胞癌(squamous cell carcinoma of the lung)〔S.80A、B〕

切片中,组织致密处为癌肿。癌巢形态及大小不一,多数癌巢的细胞排列层次与复层鳞状上皮有一定相似之处,表现为癌巢边缘细胞类似基底细胞,而中央细胞呈多边形,胞浆丰富,类似棘细胞,癌细胞异型性大,核分裂多,部分癌巢中央有坏死,以致有的形成假腺样结构。本例为非角化型鳞癌。残留的肺组织有炎症反应。

思考题

1. 据下表内容比较大叶性肺炎和小叶性肺炎的不同之处。

	大叶性肺炎	小叶性肺炎
病　　因		
好发年龄		
病变性质		
病变特征		
病　　程		
预　　后		

2. 长期慢性支气管炎可引起什么后果?
3. 慢性支气管炎如何引起肺源性心脏病?当其患者合并新的呼吸道或肺部感染时,为何易诱发心衰?
4. 间质性肺炎的病变特点是什么?
5. 鼻咽癌、肺癌的类型和扩散情况如何?

第八节　消化系统疾病

一、实习要求

1. 掌握胃炎、溃疡病的病变特点及其主要并发症。
2. 掌握病毒性肝炎的基本病理变化,各型的病变特点及临床病理联系。
3. 掌握各型肝硬化(特别是门脉性肝硬化)的病变特点及其主要后果。
4. 掌握食管癌、胃癌、结肠癌的肉眼形态及与临床表现的联系。
5. 熟悉肝癌的病变特点。

二、大体标本观察

(一)慢性胃炎

慢性萎缩性胃炎(chronic atrophic gastritis)

慢性肥厚性胃炎(chronic hypertrophic gastritis):粘膜肥厚,皱襞宽,如脑回状。

(二)溃疡病

1. **慢性胃溃疡**(chronic gastric ulcer):胃小弯近幽门部有椭圆形之溃疡,多数标本的溃疡直径在 2 cm 以内,边缘整齐,底部光滑。标本 E、F、C 为溃疡剖面。

2. 慢性十二指肠溃疡(chronic duodenal ulcer):十二指肠球部粘膜面有一浅表溃疡,较小。直径在 1 cm 以内。

3. 慢性胃溃疡出血(chronic gastric ulcer with hemorrhage):溃疡底部有针孔大之血管破裂口,周围有出血(呈黑色)。

4. 慢性胃溃疡慢性穿孔与胰腺粘连,使胰腺成为溃疡之底。

5. 慢性胃溃疡急性穿孔(chronic duodenal ulcer with acute perforation)。

6. 慢性十二指肠溃疡急性穿孔(chronic duodenal ulcer with acute perforation)。

(三) 急性重型病毒性肝炎(acute severw viral hepatitis)

成人肝脏,极度缩小,包膜皱缩,切缘锐利,土黄色或灰红灰褐色,并杂以褐色出血坏死区及暗绿色的胆汁郁积区。

(四) 亚急性重型病毒性肝炎(subacute severe viral hepatitis)

成人肝脏,体积明显缩小,包膜皱缩,边缘锐利,灰褐色,表面及切面可见散在分布的不规则的细小结节,间以灰黄色的坏死肝组织。

(五) 肝硬化

1. 门脉性肝硬化(portal cirrhosis):成人肝脏,体积缩小,表面及切面有分布不均匀、大小相似的细结节(直径 0.2～1 cm,但多数较小)其间为较窄的结缔组织所分隔包绕。

2. 坏死后性肝硬化(postnecrotic cirrhosis):成人肝脏,体积缩小,表面及切面有分布不均匀、大小相差悬殊的粗大结节(直径 0.2～2 cm,但多数较大),其间为宽窄不等的结缔组织所分隔包绕。

3. 胆汁性肝硬化(biliary cirrhosis):肝脏体积略缩小,表面黄绿色,可见不规则分布的细颗粒,但不如上述两型肝硬化明显。有的标本结节可见到扩张的细胆管呈网状分布,切面亦呈黄绿色,汇管区结缔组织增生。标本 A、B、C 为同一病例,系先天性胆道狭窄所致。标本 D、E、F、G、H 为同一病例,系胆道结石所致,切面上尚见有多数明显扩张的胆管。

4. 慢性脾淤血(chronic splenic congestion):脾脏肿大,包膜增厚,淤血(紫红色)显著,并可见散在的芝麻大、米粒大的含铁结节。

5. 食管粘膜下静脉曲张(esophageal submucous varices):食管下端,粘膜下静脉曲张显露(标本 B、C、D)。标本 D 有出血。

(六) 食管癌(carcinoma of the esophagus)

1. 髓质型(medullary type):癌向管壁浸润生长,但又有向管腔内生长的趋势,故除管壁增厚外,管腔内亦可见到坡状隆起的癌组织,表面亦可形成溃疡。

2. 蕈伞型(fungating mass type):癌向管腔内生长,形成蕈伞样肿块突出于管腔中。

3. 溃疡型(ulcerative type):癌向管壁浸润生长,因癌组织的坏死脱落而形成溃疡。溃疡周围粘膜较隆起。

4. 缩窄型(annular type):癌组织主要浸润管壁并环绕食管生长,使一段食管管腔明显狭窄。

(七) 胃癌(carcinoma of the stomach)

1. 息肉型(polypoid type):肿瘤多在小弯侧。主要向胃腔内生长,形成息肉样肿块凸出于胃腔中,表面有浅表溃疡形成。

2. 溃疡型(ulcerative type):癌肿位于胃小弯近幽门部,呈溃疡状,直径均在 2.5 cm 以上,边缘不规则,并常呈围堤状隆起。

3. 弥漫浸润型(diffuse infiltrative type):癌肿在幽门及部分胃体部,不形成明显肿块而主要向胃壁内广泛弥漫地浸润,致该处胃壁明显增厚。

4. 粘液癌(colloid carcinoma):癌组织含大量粘液,呈胶冻状。

上述标本中,有的已有局部淋巴结转移。

思考题 胃癌的临床表现主要有哪些?有哪些常用的检查方法?

慢性胃溃疡——供比较用

(八) 大肠癌(carcinoma of large intestine)

隆起型、溃疡型和浸润型,自己观察。

(九) 原发性肝癌(primary carcinoma of liver)

巨块型:肝叶之切面。大部分肝组织破坏,为巨大的肿瘤占据。各标本的肿瘤色泽不一,有的呈白色或灰红色,有的呈淡灰绿色,有的有出血坏死或淤胆,癌肿周围肝组织受压迫,部分标本的肝组织呈门脉性肝硬化表现。

结节型:见有多数大小不等的灰白色肿瘤结节,有的融合成较大的块状,部分标本的肝组织呈门脉性肝硬化表现。

思考题 肝癌的临床表现主要有哪些?肝脏往往伴有什么病变?

三、组织切片观察

(一) 慢性浅表性胃炎(chronic superficial gastritis)〔S.151〕

炎症主要限于粘膜的上 1/3。浸润的炎症细胞主要是淋巴细胞和浆细胞。

(二) 慢性萎缩性胃炎(chronic atrophic gastritis)〔S.149〕

本切片采用卷切法制作。肉眼观察从外向内层依次为贲门方向往幽门移动,胃粘膜呈节段性变薄,镜下可见:

1. 胃粘膜节段性萎缩,胃小凹变浅。
2. 固有膜腺体萎缩,近乎消失,并有肠上皮化生及慢性炎性细胞浸润。
3. 萎缩段固有膜有淋巴滤泡形成。

(三) 慢性胃溃疡(chronic gastric ulcer)〔S.81〕

先用肉眼观察,胃壁有局限性的缺损,凹陷处即为溃疡,再自溃疡底部由浅至深逐步镜检,见粘膜下层及肌层已被完全破坏,溃疡底可见 4 层结构:

1. 渗出层:多数为嗜中性白细胞及纤维素。
2. 坏死层:为伊红染色结构不清的组织,杂有一些破碎的细胞核。
3. 肉芽层:为丰富的新生的毛细血管、成纤维细胞,并有较多的炎症细胞浸润。
4. 瘢痕层:为胶原纤维组织,血管较少,其腔狭窄,该层与浆膜层相连续。

(四) 急性病毒性肝炎(普通型)(acute viral hepatititis)〔S.113〕

观察病毒性肝炎的基本病变:

1. 气球样变:肝细胞肿大呈球形,胞浆疏松而空淡,胞核固缩。
2. 嗜酸性变:肝细胞核固缩,胞浆红染。
3. 嗜酸性小体:无结构的、均质状的伊红色球状小体(相当于红细胞的 3~4 倍以上),多已脱入肝窦内。

4. 肝细胞点状坏死:坏死的肝细胞轮廓不清或消失。

5. 肝细胞再生:肝细胞体积增大,核亦增大,着色深,有的有双核。

6. 炎症细胞浸润及星形细胞增生:坏死区及汇管区内有以单核细胞及淋巴细胞为主的炎症细胞浸润;窦内星形细胞数量增加。

(五)急性重型肝炎(暴发型)(acute severe hepatitis)〔S.141〕

1. 大量肝组织坏死,肝细胞全部坏死,肝板解离,部分肝细胞核溶解,细胞残躯保留,部分液化消失,周围网状支架塌陷,形成坏死后纤维间隔。

2. 淤胆现象严重,肝细胞内淤胆,并有胆汁浓集成胆栓,染成金黄色之圆形团块,散在于各处。

思考题 此型临床上表现如何?为什么?

(六)门脉性肝硬化(portal cirrhosis)〔S.86〕

1. 肝小叶原有正常结构破坏,而为多数肝细胞团块所取代,周围有狭窄的结缔组织包绕,形如岛屿状,这些"岛屿"称为假小叶。

2. 假小叶的肝索排列紊乱,不呈放射状,其中央静脉偏位,或有数个,或缺如。

3. 假小叶周围及汇管区有炎症细胞(淋巴细胞、单核细胞)浸润及小胆管增生。

4. 肝细胞有脂肪变性。

(七)坏死后性肝硬化(postnecrotic cirrhosis)〔S.134〕

原有正常结构破坏,假小叶大小悬殊,形态不一,结缔组织间隔较宽,肝细胞可见变性坏死,毛细胆管淤胆。间质内小叶间胆管大量增生,炎性细胞浸润明显。

(八)胃腺癌(gastric adenocarcinoma)〔S.59〕

参照肠腺癌〔S.62A、B〕切片描述,自己观察。

(九)肝细胞癌(hepatocellular carcinoma)〔S.60〕

组织取自肿瘤边缘部,一侧为癌组织,另一侧为肝组织,可对比观察。由于癌细胞起源于肝细胞,因此在不同程度上与肝细胞有相似之处,但不形成肝小叶结构。镜下显示:

1. 癌细胞较大,呈多边形、圆形,似肝细胞,但胞浆与细胞核均较深染。核大而圆,核仁明显,核分裂和癌巨细胞(单核及多核)均易见到。

2. 癌细胞多呈条索状或片块状排列,其间有窦隙样结构,有的似窦内皮细胞。

3. 小部分癌细胞坏死。

4. 间质血管内有癌栓。

思考题

1. 根据胃溃疡的病理形态特点,你认为溃疡不易愈合的原因是什么?有哪些常见的并发症?

2. 各型病毒性肝炎的病理变化有什么特点?试讨论临床表现的病变基础。

3. 试述肝炎、肝硬变和肝细胞癌之间的关系。

4. 从消化道肿瘤的病理表现来说明可能出现哪些临床症状。

5. 试将慢性胃溃疡与溃疡型胃癌按下表内容作一比较。

	慢性胃溃疡	溃疡型胃癌
溃疡大小和外形		
溃疡边缘		
周围粘膜		
溃疡底部和深度		

第九节　淋巴造血系统疾病

一、实习要求
1. 掌握淋巴样肿瘤的类型及特征。
2. 熟悉白血病的主要病理变化。
3. 了解恶性组织细胞增生症的概念和病变特点。

二、大体标本观察
（一）淋巴样肿瘤
1. 小肠恶性淋巴瘤（malignant lymphoma of small intestine）：肠系膜及部分肠壁均有淡红色或灰白色、均质性的鱼肉样肿瘤组织生长，导致肠壁增厚，肠腔宽窄不一，有的标本可见到多发性病灶。
2. 纵隔恶性淋巴瘤（malignant lymphoma of mediastinum）：淋巴结由于肿瘤生长而肿大并互相融合而成巨大肿块，切面见肿瘤呈均质性灰白鱼肉样外观。有的标本中其他部位淋巴结及心包也被累及。肿块压迫部分肺组织。

（二）白血病
1. 急性粒细胞性白血病的胸骨（the sternum involved by acute granulocytic leukemia）：胸骨横断面，见骨髓组织显著增生，灰红色，充满骨髓腔。
2. 急性粒细胞性白血病的股骨（the femur involved by acute granulocytic leukemia）：股骨横断面，见长管骨髓腔中黄髓（脂肪髓）都转变为灰红色的造血组织。
3. 慢性粒细胞性白血病的脾（the spleen involved by granulocytic leukemia）：脾脏高度肿大，切面暗红色，正常脾小体消失。

（三）恶性组织细胞增生症（malignant histiocytosis）
肠壁淋巴组织受累及，形成大小不一的结节，有的表面形成溃疡。

三、组织切片观察
（一）非何杰金淋巴瘤（滤泡型）〔non-Hodgkin lymphoma（follicular）〕〔S.138B〕
淋巴结正常结构破坏，为肿瘤组织所代替，在大片弥漫分布的瘤组织中，部分区域瘤细胞聚集成不规则"滤泡"样结构。瘤细胞来源于 B 细胞，有两种表现：(1)核裂型细胞：瘤细胞大小不等，形态不规则，核呈椭圆形、梭形或多角形，并出现裂纹；(2)无核裂型细胞：细胞核较大而略圆，可见 2～3 个小核仁，胞浆较丰富，红染，此外，有少量小淋巴细胞掺杂。核分裂和病理性核分裂多见。

（二）何杰金病-混合细胞型（Hodgkin lymphoma-mixed cellularity）〔S.50〕

淋巴结结构破坏。瘤细胞体积大，形态多样，胞浆丰富，核大，单核或多核，核仁巨大，这些细胞称 R-细胞，其中双核并列形似镜影的，称"镜影细胞"，此外，还有淋巴细胞、组织细胞、嗜酸性白细胞及浆细胞等。

间质小血管增多，内皮细胞增生肿胀，胶原纤维明显增生。

（三）急性淋巴细胞性白血病肝（the liver infiltrated by acute lymphocytic leukemia）〔S.146〕

汇管区大量白血病细胞浸润，以原淋细胞为主，肝窦亦可见到此类细胞。

思考题

1. 试述各型白血病的病理特点。
2. 试述恶组的概念和病理特点。
3. 何杰金病分几型？各型病变特点及其与预后的关系如何？
4. 试述非何杰金淋巴瘤的免疫分型及各型病理特点。
5. 名词解释：R-S 细胞、镜影细胞、蕈样霉菌病、Burkitt 淋巴瘤、绿色瘤。

第十节　泌尿系统疾病

一、实习要求
1. 掌握各型肾小球肾炎的病变特点与临床主要症状的联系。
2. 熟悉肾盂肾炎与肾小球肾炎病变的不同点。
3. 一般了解肾癌与膀胱癌的病变特点。

二、大体标本观察

（一）急性肾小球肾炎（acute glomerulonephritis）

肾体积增大，表面及切面均充血，呈灰红色，切面皮质增厚，髓放线亦肿胀而模糊不清。并可见红色小出血点，故又称"蚤咬肾"。

（二）慢性肾小球肾炎（肾病型）（chronic glomerlonepritis）（nephrotic type）

肾体积增大，表面光滑呈淡黄白色，切面皮质增厚，髓放线模糊不清。又称"大白肾"。

（三）慢性肾小球肾炎（晚期）（chronic glomerulonephritis）（terminal stage）

成人肾脏，体积明显缩小，表面颗粒状，切面皮质变薄，肾盂相对变大。又称"继发性固缩肾"。

思考题　颗粒状的表面是如何形成的？

（四）慢性肾盂肾炎（chronic pyelonephritis）

肾体积略变小，表面高低不平，有多处大小不一的凹陷疤痕，有的疤痕处残留有粘连的包膜，肾盂粘膜粗糙。

（五）肾腺癌（renal adenocarcinoma）

肾部分组织破坏，为肿瘤替代，切面见瘤组织灰白、灰黄色，有的伴大块棕褐色出血坏死区。

（六）膀胱移行上皮乳头状瘤及癌（transitional cell papilloma and papillocarcinoma of the urinary bladder）

膀胱壁已剪开，粘膜面有菜花状或乳头状肿瘤，基底部宽窄不一。

三、组织切片观察

（一）急性肾小球肾炎（acute glomerulonephritis）〔S.88〕〔S.88A〕

〔S.88A〕片为增生型，镜下见肾小球体积增大，毛细血管内皮细胞肿胀，内皮细胞、球内系膜细胞增生（普通光镜下两者不易区分）及中性白细胞浸润。肾小球囊相对狭小，囊内偶见渗出的浆液。肾小管上皮细胞混浊肿胀，腔内有红染蛋白性物质（透明管型）。间质血管充血。

〔S.88〕片为纤维素样坏死型，主要表现为肾小球毛细血管纤维素样坏死，红染，胞核消失。

（二）快速进行性肾小球肾炎（rapidly progressive glomerulonephrits）〔S.140〕

1. 绝大多数肾小球呈增生性炎症改变，主要是肾小球囊壁层上皮细胞增生显著，扁平上皮细胞核为椭圆形，堆积成几层，围绕肾毛细血管丛形成环状体结构，少数呈半月形的新月体改变，增生的上皮细胞与毛细血管丛粘连。毛细血管丛亦有不同程度病变，间质细胞与内皮细胞轻度增生，基底膜不规则增厚，局部毛细血管腔闭锁，少数肾小球呈纤维性环状小体及纤维化的血管襻。

2. 肾小管近曲管上皮有颗粒变性，腔扩大，蛋白液渗出；远曲管腔内有蛋白管型、颗粒管型、细胞管型，管型物可压迫上皮细胞，致使管腔明显扩张、上皮细胞萎缩；肾髓质小管以管型沉着为主。

3. 肾间质轻度纤维化，少量灶性淋巴细胞、单核细胞浸润。

思考题 此期临床有何主要表现？为什么？

（三）慢性肾小球肾炎（晚期）（chronic glomerulonephritits）(terminal stage)〔S.142〕

先用肉眼观察，肾包膜纤维性增厚，表面呈细颗粒状（突出部分相当于代偿之肾单位）。镜下见：

1. 大量肾小球纤维化及玻璃样变，相应的肾小管萎缩、纤维化，导致玻璃样变肾小球相互靠近。

2. 少量肾小球病变较轻或代偿性肥大，球囊体积增大，相应周围所属肾小管管腔扩张。小部分肾小管腔内有蛋白管型。

3. 肾间质纤维化，细小动脉肌层肥厚，内膜纤维化。

思考题 此期临床有何主要表现？为什么？

（四）急性肾盂肾炎（acute pyelonephritis）〔S.131〕

肾间质内有大量嗜中性白细胞浸泡，有的形成小脓肿，部分肾小管腔内亦有嗜中性白细胞，有的肾小管上皮已脱落，肾小球病变轻微。

（五）膀胱移行上皮乳头状癌（transitional cell papillocarcionoma of the urinary bladder）〔S.139,116〕

癌组织呈乳头状结构，较不规则，多彼此粘连。乳头之纤细轴心为纤维血管组织，表面被覆有7～8层至10多层的癌细胞，癌细胞呈梭形及椭圆形，部分有异型，可见核分裂。〔S.139〕片固有膜有癌浸润。

四、电镜图片示教

1. 名称：肾小球超微结构的模式图

图4.3：E.内皮细胞，M.间质细胞，MM.间质基质，EP.上皮细胞的足突，Cl.毛细血管腔。

2. 名称：肾小球内三型细胞

图 4.7：E. 内皮细胞，M. 间质细胞，P. 上皮细胞（足细胞）。

3. 名称：肾小球滤过膜

图 4.8：[左上图]E. 内皮细胞，P. 上皮细胞，FP. 足突，足突间可见隙膜，BM. 基底膜分 3 层，中层为电子密度的宽带，内层及外层较窄而透亮；[右上图和下图]扫描电镜可见紧贴在毛细血管外的肾小球上皮细胞及足突。

4. 名称：急性肾小球肾炎

图 12.21：E. 内皮细胞，P. 上皮细胞，H. 上皮下驼峰样沉着物呈高电子密度，"↑"示内皮下沉着物。

5. 名称：急性增生性肾小球肾炎（患者为一 2 岁女孩）

图 K8：H：驼峰样突出，M：增生的间质细胞，E：肿大的内皮细胞，"*"示红细胞。

6. 名称：膜性肾小球肾炎

图 14.127：肾小球基底膜高度增厚，可见高密度沉着物及其间淡染的钉状突起，足突融合。

图 14.128 为上图放大：E：内皮细胞，P：上皮细胞，S：钉状突起。

思考题

1. 急性肾小球肾炎患者出现血尿、蛋白尿和高血压的病理基础是什么？
2. 慢性肾小球肾炎的主要病理变化有哪些？试应用病理知识解释该病患者的高血压、氮质血症和代谢性酸中毒等症状。
3. 急性肾小球肾炎和肾盂肾炎的发病机理、病理变化及主要临床表现有何不同？
4. 膀胱癌的病理类型和特点是什么？
5. 名词解释：肾病综合征、Goodpasture 综合征、颗粒性固缩肾、新月体。

第十一节　生殖系统疾病

一、实习要求

1. 掌握子宫颈癌及乳腺癌的病变特点。
2. 熟悉葡萄胎、绒毛膜上皮癌的病变特点。
3. 一般了解前列腺肥大和阴茎癌的病变特点。

二、大体标本观察

（一）子宫颈癌（cervical carcinoma）

1. 糜烂型（erosion type）：标本为原位癌或早期浸润癌。癌肿处粘膜呈糜烂、粗糙和微细颗粒状。

2. 外生菜花型（external cauliflower type）：宫腔及宫颈已剪开，灰白色的癌组织向表面生长，并呈菜花状外观。有的标本部分癌组织坏死脱落形成溃疡。

3. 内生浸润型（internal infiltrative type）：宫腔及宫颈已剪开，灰白色癌组织呈弥漫性或结节状浸润宫颈前、后唇（有的标本中已向颈管浸润）。

思考题　宫颈癌的临床表现主要有哪些？用什么方法可以达到早期诊断的目的？

第二章 病理解剖学

(二) 葡萄胎(水泡状胎块)(hydatidiform mole)

增大的子宫腔内正常纤细的胎盘绒毛肿大,成为串珠状排列的大小不等的半透明水泡状物,状若葡萄。两侧卵巢肿大(标本 A、C)。

思考题 为何两侧卵巢会肿大?

(三) 侵蚀性葡萄胎(恶性水泡状胎块)(invasive mole)

标本 A 子宫腔底部、标本 B 子宫腔后壁有一表面高低不平的结节状病灶,灰白色,有出血坏死,其中尚杂有部分肿大的葡萄状绒毛。肿瘤已向深部浸润。

(四) 绒毛膜癌(choriocarcinoma)

标本 A、B、C 子宫腔壁上有结节状癌组织,灰白、紫褐色,出血坏死显著。癌组织突向宫腔,底部向宫壁深层浸润。标本 A 癌肿主要位于肌层肉,肌层严重破坏并接近穿破子宫壁全层。

(五) 绒毛膜癌肝、肺、脑转移(metastatic choriocarcinoma of the liver, lung and brain)

转移灶均有明显出血坏死,该处组织破坏。

(六) 乳腺癌(carcinoma of the breast)

各标本所见不尽一致,请自己观察,观察时注意:

1. 乳头的状态,有无凹陷。
2. 乳部皮肤有无桔皮样外观。
3. 切面有无结节或溃疡。
4. 切面癌组织的境界是否清楚,有无浸润现象。
5. 有的标本附有腋窝淋巴结,是否有转移。

(七) 睾丸精原细胞癌(seminoma of the testis)

睾丸增大,白膜未破坏。切面可见为实体性肿瘤取代,灰白色,质细腻。

(八) 前列腺肥大

包膜完整,切面呈结节状,黄白色。

(九) 阴茎癌

阴茎头部菜花状肿块,有的伴淋巴结转移。

三、组织切片观察

(一) 葡萄胎(hydatidiform mole)〔S.67〕

1. 绒毛间质高度水肿,致绒毛肿大。
2. 绒毛间质内不见血管。
3. 绒毛表面的滋养叶细胞增生显著。增生的细胞包括内层郎罕细胞(圆形或立方形,胞界清楚,核大而圆,胞浆空淡)及外层的合体细胞(胞界不清楚,胞核形态不规则,大小有差异,染色深)。

(二) 绒毛膜癌(choriocarcinoma)〔S.68〕

子宫壁肌层内有绒癌组织浸润及出血,其间无绒毛可见。浸润的癌细胞包括两种数量不等的恶性滋养叶细胞(郎罕细胞样及合体细胞样癌细胞)。癌细胞间无血管及间质,直接侵入子宫肌内,有大片出血坏死。并有炎症细胞浸润。

(三) 乳腺浸润性导管癌(infiltrative ductal carcinoma of the breast)〔S.58〕

正常乳腺组织全被癌组织取代,低倍镜下见癌细胞排列成各种不规则的巢状,部分为条索状、片块状。偶而形成腺样结构,癌巢间为中等量之纤维间质及淋巴细胞浸润,高倍镜见癌细胞柱状、立方状或多边形,大小不等,染色深浅不一,但多数深染,核分裂相多见。

(四) 前列腺增生(benign prostatic hyperplasia)〔S.66〕

腺体显著增生,腺体上皮数目增多,排列紧密,有的呈乳头状突出腔内,有的呈囊状扩张,其上皮已变成扁平状。腺腔内可见红染的分泌物(杂有脱落上皮及白细胞),有的凝集成同心圆状(前列腺小体)。腺体之间的平滑肌及结缔组织亦增生。有灶性淋巴细胞浸润。

(五) 尖锐湿疣(condyloma acuminatum)〔S.159〕

表皮角质层轻度增厚,几乎全为角化不全细胞,棘层肥厚,有乳头瘤样增生,表皮突增粗延长,偶见核分裂。表皮浅层可见诊断意义的细胞——凹空细胞。凹空细胞较正常细胞大,胞浆空泡状,核增大居中,染色深,可见双核或多核。

真皮层可见毛细血管及淋巴管扩张,大量炎症细胞浸润。

思考题

1. 宫颈癌的病理类型及其扩散途径如何?
2. 简述乳腺癌的组织学类型及扩散。
3. 卵巢常见肿瘤的病变特点及临床联系。
4. 据下表鉴别葡萄胎、恶性葡萄胎和绒毛膜上皮癌。

	葡萄胎	恶性葡萄胎	绒毛膜上皮癌
绒毛结构			
细胞异型			
侵入肌层			
远处转移			

第十二节 内分泌系统疾病(甲状腺疾病)

一、实习要求

1. 掌握非毒性和毒性甲状腺肿的基本病理变化及其与临床的联系。
2. 了解甲状腺常见肿瘤的类型和形态特点。

二、大体标本观察

(一) 非毒性甲状腺肿

1. 弥漫性胶性甲状腺肿(diffuse colloid goiter):甲状腺弥漫性均匀性肿大,表面光滑无结节,切面较均匀。富有棕红色半透明胶质,有的标本切面已有少数结节形成(向结节性甲状腺肿发展)。

2. 结节性甲状腺肿(nodular goiter):甲状腺肿大,但不均匀,表面结节状,切面见甲状腺内布满大小不等的结节,结节境界不清,或局部境界清楚(有纤维性间隔,但尚未形成完整的纤维性包膜)。有的结节有囊性变。

(二) 毒性甲状腺肿(toxic goiter)(甲亢)

(手术前已用碘治疗后的标本)甲状腺肿大,滤泡扩大,充满淡黄色半透明胶质,间质结缔组织稍有增加。

(三) 甲状腺腺瘤(thyroid adenoma)

球状团块,有包膜。切面呈棕褐色和灰红色,有出血。

(四) 甲状腺腺癌(adenocarcinoma of the thyroid)

不规则肿块,切面见乳头状或白色实体性,境界不清。

三、组织切片观察

(一) 弥漫性胶性甲状腺肿(diffuse colloid goiter)〔S.106〕

甲状腺滤泡由于腔内胶质的贮积而高度扩张,腺腔大小不一,上皮变低立方或扁平,偶见残留的增生的小乳头。

(二) 毒性甲状腺肿(toxic goiter)(甲亢)〔S.107〕

(手术前已用碘治疗后的标本)甲状腺滤泡增多,腺腔大小不一,多数腺腔扩张,腺上皮多数呈立方或低柱状,有少数增生的小乳头仍可见到,滤泡腔内胶质丰富,有的在靠近腺上皮的胶质内出现排列成行的空泡(吸收空泡)。间质中可见到淋巴细胞浸润。

思考题

1. 地方性甲状腺肿与甲亢在发病机制、病理变化和预后上有哪些不同?
2. 结节性甲状腺肿和甲状腺腺瘤的区别。
3. 甲状腺癌的类型和病理变化。
4. 名词解释:非毒性甲状腺肿、克汀病、APUD瘤。

第十三节 传 染 病

一、实习要求

1. 掌握结核病的基本病理改变及转归,原发性及继发性肺结核病的病理特点及转归;常见肺外器官结核病的病理特点。
2. 掌握伤寒、菌痢、流脑、乙脑的病变特点。
3. 了解性传播疾病的主要病理变化。

二、大体标本观察

(一) 结核病的转归

1. 纤维包裹(fiberoid encirclement):肺切面上有1～2个圆球形结核病灶(结核球),中央的干酪样坏死已为较厚的且已玻璃样变的纤维组织包裹。

2. 钙化(calcification):肺部的结核病变已钙化,如石灰样小点。

3. 空洞形成腔道播散(cavitation and the results spread by natural canal):肺标本为干酪样肺炎伴急性空洞,上叶有大片干酪样坏死及急性空洞,下叶可见有多数沿支气管散布的小的干酪样病灶。

肾、输尿管、膀胱:肾有干酪样坏死灶及数个空洞,输尿管及膀胱亦均有结核病变。

4. 淋巴道播散(the results spread by lymphangion):标本为一组手术切除的颈部淋巴结。见淋巴结明显增大,正常结构部分破坏,为干酪样坏死物代替。

5. 血管播散(the result spread by blood vessels):标本为肺、脾的粟粒性结核病。肺、脾

的表面及切面可见满布的粟粒大灰白、灰黄色结核病灶。

思考题 请你补充一下结核病的转归还有哪些方面？

(二) 原发性肺结核及其病变进展

1. 原发综合征(primary complex)：小儿肺脏标本。右肺中叶外侧近肺膜处，可见一花生米大干酪样坏死的原发病灶，肺门淋巴结肿大，亦见有干酪样坏死灶。

原发性肺结核伴原发性空洞(primary coplex with primary cavity)(标本 A、B)：小儿肺脏标本。右肺中叶外侧近肺膜处，可见一扩大的原发病灶并部分形成空洞，空洞约白果大，内有干酪样坏死组织，肺门淋巴结肿大，切面上亦可见干酪样坏死灶。

原发性肺结核血源播散(pulmonary primary tuberculosis with spread by blood vessels)(标本 C)：小儿肺脏标本。左肺下叶上部外侧近肺膜处可见一黄豆大原发病灶，肺门淋巴结肿大，可见干酪样坏死。

除上述病变外，两肺还可见散在的粟粒大灰黄色的干酪样坏死：原发性肺结核及肺门、气管旁淋巴结结核血源播散(标本 D)。

小儿肺脏标本。见肺下叶近肺膜外有一花生米大原发病灶，并可见肺门淋巴结结核病灶。肺门、气管旁淋巴结均显著肿大，发生大片干酪样坏死。两肺有散在分布的粟粒大灰黄色干酪样坏死灶。

2. 粟粒性肺结核(pulmonary miliary tuberculosis)：肺散在粟粒大灰黄色干酪样坏死。

(三) 继发性肺结核病

1. 局灶型肺结核(focal pattern tuberculosis of the lung with calcification)(肺尖结核)：肺尖部有灶性结核病变，边缘较整齐。

2. 浸润型肺结核(pulmonary infitrative tuberculosis)：肺部结核病灶周围境界不清，病灶中央有干酪样坏死。有的标本病灶逐渐扩大，部分融合，病灶附近尚见有许多粟粒大支气管播散病灶。

3. 干酪样肺炎伴急性空洞(caseous pneumones with acute cavity)：肺切面，上叶质地坚实，体积增大，干酪样坏死病灶弥漫分布，似大叶性肺炎样。部分坏死物经支气管排出后形成薄壁空洞，下叶有多数沿支气管分布的小的干酪样病灶，肺膜粗糙，有纤维素附着。

4. 慢性纤维空洞型肺结核(pulmonary chronic fibrocavernous tuberculosis)：肺上叶大部分被破坏形成巨大的空洞，空洞壁为较厚的组织形成。壁内粗糙，附有污秽的干酪样坏死物质。洞腔内有残余的血管及支气管组织悬垂于空洞内，周围肺组织纤维化。下叶有多数支气管播散的病灶。肺膜增厚，附有纤维素。

5. 硬化性肺结核(pulmonary sclerosed tuberculoma)：肺叶上部有一厚壁空洞，其余肺为大量纤维组织代替，其间有散在干酪样病灶。肺膜明显增厚，并玻璃样变。

6. 肺结核球(pulmonary tuberculoma)：肺切面上可见直径约等于或大于 2cm 的球形病灶，境界清楚。病灶中心为干酪样坏死。周围有纤维组织包绕。

(四) 肺外器官结核病

1. 结核性脑膜炎(tuberculous meningitis)：大脑脑底部蛛网膜下腔混浊不清，有灰黄色炎性渗出物积聚。有的标本在大脑侧沟附近可见散在的针尖大结核病灶。

2. 小脑结核球(cerebellar tuberculosis)：小脑半球内有一白果大的球形病灶，切面为灰黄色干酪样坏死。

3. 肾结核(renal tuberculosis)：肾体积变大，外形不整，切面见肾实质被大量破坏，有干酪样坏死灶及空洞形成。肾盂、肾盏亦被破坏变形。

4. 肾、输尿管、膀胱结核(the tuberculosis of kidney, ureter and urinary bladder)：肾实质内有干酪样坏死病灶并有空洞形成，输尿管、膀胱亦均有结核病变。

5. 肠结核(溃疡型)(tuberculosis of the small intestine)(ulcerous type)：回肠一段，粘膜面有数个溃疡，呈椭圆形或带状，其长轴与肠的长轴相垂直，有的标本有肠狭窄(标本背面观察)。

6. 肠系膜淋巴结结核(tuberculosis of the lymph nodes in mesentery)：肠与肠系膜粘连的切面，肠系膜淋巴结由于结核病变而高度肿大，并有大片干酪样坏死，淋巴结互相粘连融合成团块状，并与肠管粘连而难以分离。

（五）细菌性痢疾(bacillary dysentery)

结肠一段，粘膜面附着一层粗糙、污秽的灰褐色或灰黄色假膜，有的在脱落后形成浅表小溃疡。

标本 A 因固定较好，可见溃疡间粘膜充血、水肿，有炎症现象。

（六）伤寒

1. 伤寒肠(髓样肿胀期)(interstinal typhoid fever)(medullary swelling stage)：回肠粘膜面有肿胀隆起的、椭圆形的集合淋巴结，以及呈圆形的孤立淋巴结。

2. 伤寒肠(坏死期)(intestinal typhoid fever)(necrotic stage)：肿胀隆起的淋巴组织内发生坏死，坏死呈淡灰黄色，多以中心部开始逐渐扩大至整个淋巴组织。

3. 伤寒肠(溃疡期)(intestinal typhoid fever)(ulcerous stage)：回肠一段，其中有一椭圆形溃疡，边缘整齐，底部光滑，可见暴露的环肌层，溃疡之长轴与肠之长轴相平行。

（七）流行性脑炎脊髓膜炎(epidemic cerebrospinal meningitis)

脑膜血管充血。蛛网膜下腔混浊不清，有较多灰白色脓性渗出物积聚。

（八）暴发型脑膜炎球菌性败血症——肾上腺出血(fulminant meningococcemia hemorrhage of the adrenal gland)

两侧肾上腺广泛出血、坏死。

三、组织切片观察

（一）肺粟粒性结核(pulmonary miliary tuberculosis)〔S. 29〕

先用肉眼观察，见有散在分布的、粟粒般大小的结节，择其较小者进行镜下检查，观察结核结节之基本构造。

多数结节中央为红染的细颗粒状的、无结构的干酪样坏死，周围为增殖的上皮样细胞(类上皮细胞)并杂有少数郎巨细胞，外层有淋巴经胞、单核细胞浸润及少量结缔组织包绕。

（二）干酪样肺炎(caseous pneumonia)〔S. 30〕

肺泡腔内有大量浆液性纤维素性渗出物，及大量单核细胞及淋巴细胞，大片干酪样坏死，使肺组织遭破坏以至肺结构不清。

（三）肾结核(renal tuberculosis)〔S. 21〕

切片边缘的肾组织呈大片干酪样坏死，结构消失，周围为上皮样细胞、郎罕巨细胞及慢性炎症细胞组成的结核性肉芽组织。其他部位亦有不规则的结核结节及慢性炎症细胞。

（四）淋巴结结核（tuberculosis of the lympu node）〔S.21〕

淋巴结结构大部分遭破坏，仅剩边缘部少数淋巴组织；可见大片干酪样坏死物，坏死灶周围可见郎罕巨细胞及上皮样细胞组成较大的结核结节。周围有少数散在的小结核结节存在。

（五）细菌性痢疾（bacillary dysentery）〔S.95〕

1. 结肠粘膜表浅部分坏死脱落而覆盖一层膜状物（假膜）。
2. 假膜由纤维素并网罗坏死组织及炎症细胞碎屑组成。
3. 整个肠壁特别是粘膜及粘膜下层充血、水肿并伴有炎症细胞浸润。

（六）肠伤寒（intestinal typhoid fever）〔S.94〕

见回肠粘膜固有层的淋巴组织增生，其中有大量增生的网状细胞。有的细胞胞浆内吞噬有红细胞、淋巴细胞或细胞碎片，此种细胞常称为"伤寒细胞"。肠系膜淋巴结内可见类似病变。

（七）流行性脑膜炎（epidemic cerebrospinal meningitits）〔S.98〕

1. 蛛网膜下腔高度扩大，内有大量嗜中性白细胞及一些单核细胞浸润，并有较多纤维素渗出，血管扩张充血。
2. 软脑膜血管扩张充血。
3. 脑实质充血、水肿，表面有少量白细胞浸润。

（八）乙型脑炎（encephalitis type B）〔S.99〕或〔S.99B〕

1. 脑血管周围间隙扩张，其中有多量淋巴细胞浸润形成淋巴细胞套。
2. 在变性的神经元周围，有数个少突胶质细胞围绕，形成神经细胞卫星现象。
3. 小胶质细胞吞噬变性坏死的神经元，称噬神经细胞现象。
4. 胶质细胞轻度弥漫增生，少数区域形成小团块，称胶质细胞小结。
5. S.99B片中于脑实质中有多数散在分布的、染色浅而结构疏松的软化灶，该处神经元、胶质细胞均消失，仅残留网状支架，即筛状软化灶。

（九）组织切片示教

1. 神经细胞坏死。
2. 神经细胞卫星现象。
3. 噬神经细胞现象。
4. 筛状软化灶。

思考题

1. 试述结核病的基本病变、转归和发病机制。
2. 成人型肺结核的各型特点及转归。
3. 伤寒的基本病变及其临床病理联系。
4. 流脑的病变特点及其临床病理联系。
5. 乙脑的病变特点有哪些？

6. 按下表鉴别原发性与继发性肺结核病。

	原发性肺结核	继发性肺结核
发病年龄		
病灶起始部分		
肺门淋巴结		
病变性质		
主要散播方式		

7. 名词解释：原发综合征、干酪样肺炎、结核球、冷脓肿、关节鼠、伤寒细胞、中毒型菌痢、噬神经细胞现象、Waterhous-Friedricsen 综合征。

第十四节　寄生虫病

一、实习要求
掌握阿米巴病、血吸虫病的基本病变和主要侵犯部位。

二、大体标本观察
（一）阿米巴痢疾（amebic dysentery）

结肠一段，粘膜面有多个散在分布的小米粒大溃疡开口（有的溃疡融合，开口亦大），有的溃疡口边缘附着灰黄色坏死物，溃疡间一般仍属正常。

（二）阿米巴肝脓肿（hepatic amebic abscesses）

肝切面，各标本脓肿大小不一，自蚕豆大至手拳大，数目1～3个。脓肿壁粗糙，腔内充满灰黄色之坏死物，脓肿周围组织受压迫，有的脓肿已穿破肝包膜。

思考题　脓肿穿破肝包膜后有什么危险？

（三）慢性血吸虫病肠（chronic schistosomiasis of the colon）

结肠一段，粘膜粗糙，有浅表小溃疡。部分粘膜增生，呈小息肉样。有的可见棕黄色虫卵结节，粘膜下层纤维性增厚，浆膜面脂肪组织增生。标本 D→G 粘膜平坦。

（四）肠血吸虫性肉芽肿（schistosome granuloma of the colon）

结肠一段，部分粘膜平坦，部分粘膜增生，粘膜下层纤维性增厚，下端肠腔因粘膜及纤维组织过度增生而显狭窄。

（五）肠血吸虫性肉芽肿癌变（intestinal schistosome granuloma with carcinous change）

标本中部或下部为血吸虫性肉芽肿改变，但其中可见部分杂有粘液样的灰白色组织，并浸润破坏肌层，此即为癌浸润区域。

（六）血吸虫性肝硬化（schistosome cirrhosis of the liver）

肝脏体积缩小，表面高低不平，有散在沟纹，形如地图样，切面门脉区结缔组织增生，呈树状分布，故有"干线性肝硬化"之称。

三、组织切片观察
（一）阿米巴痢疾（amebic dysentery）〔S. 96〕

结肠粘膜有数处坏死灶，并呈潜掘状至粘膜下层，有的坏死灶中的红染无结构的坏死物已大部分排至肠腔而形成口小底大的烧瓶样溃疡，有的溃疡或坏死灶底部已相互沟通，坏死灶或溃疡周围可见到较多的阿米巴滋养体及一些淋巴细胞、单核细胞浸润，各层血管充血。有的小静脉中已有阿米巴滋养体侵入。

(二) 血吸虫病肠(schistosomiasis of the colon)〔S.103〕

结肠粘膜固有层及粘膜下层有较多血吸虫卵沉着，可见下列几种病变：

1. 嗜酸性脓肿：中央为红染之坏死组织及虫卵，周围为大量嗜酸性粒细胞围绕。
2. 假结核结节：中央为变性坏死或钙化的虫卵，周围有异物巨细胞，有的正在吞噬或已吞噬了血吸虫卵，外围有上皮样细胞、纤维组织包绕及炎症细胞浸润。
3. 组织纤维化，钙化虫卵周围有纤维组织包绕（纤维性虫卵结节），粘膜下层纤维组织显著增生。
4. 血管充血，各层有散在炎症细胞浸润。
5. 肠系膜淋巴结也有上述相似的病变。

有些虫卵结节中央未见虫卵，这是由于切片未切到虫卵之故。

(三) 血吸虫病肝〔S.104A〕

参照〔S.103〕病变描述自己的观察。

本例是在慢性血吸虫病的基础上近期又有新的感染，所以能看到由虫卵所致的新鲜和陈旧的各类病变，各类病变之间的过渡性病变也可见到。

思考题

1. 你学过的肉芽肿病变有哪些？
2. 你学过的非化脓性脓肿有哪些？
3. 你学过的能在肠道发生溃疡的疾病有哪些？填上其名称并比较之。

疾病名称	好发部位	肠道病变(溃疡)特点	临床主要表现

4. 你所学过的肝硬化有几种？填上其名称并比较之。

疾病名称	病因	病变特征	临床特点

第十五节 临床病理讨论

A 498

病史摘要

杨××,男,58岁,工人,盐城人。入院日期:1964年1月18日,死亡日期:1964年2月29日。

主诉:上腹部持续性疼痛近2个月,低热,食后恶心,呕吐半月余。

现在史:患者近2个月来上腹部经常疼痛,间歇性,疼痛不放射到它处,无规律性嗳气,反酸不显著,虽服胃舒平、普鲁苯辛等药也很少缓解。近半月来有低热(37.8 ℃左右),且食后感上腹部饱胀,并常恶心、呕吐,即使节制饮食亦不见减轻。起病以来,食欲大减,明显消瘦,有时有黑便。

过去史:身体一向健康,无上述类似病史。

体检:身体消瘦,痛苦面容。左锁骨上淋巴结肿大,心音低弱,右下肺呼吸音较低。腹部膨隆,有移动性浊音,肝脾未明显扪及,剑突下有压痛,并扪及鹅蛋大肿块,质硬,移动性差。

实验室检查:血常规 RBC 3.2×10^2/L,Hb 93g/L,WBC 12×10^9/L,N 0.82,L 0.17,M 0.01,大便隐血试验(+)。

X射线检查:两肺见散在分布的、大小不一的圆形致密阴影。

钡餐检查:胃幽门部有较大的充盈缺损,钡剂有滞留。

住院经过:由于患者一般情况极差,入院后,虽采取支持疗法及对症治疗仍未见改善,病情日渐加重,以致点滴饮食难进。于2月29日清晨发现患者呼吸极慢,当即检查心跳已停,1 min后,呼吸亦停,抢救无效而死亡。

尸检摘要

老年尸,发育尚好,体形消瘦,营养极差,下肢有轻度凹陷性浮肿,左锁骨上淋巴结肿大、粘连,约鹅蛋大小。

右侧胸腔有黄色透明液体约400 mL,右肺下叶部分压迫萎缩。左侧无积液。

腹部膨隆,腹部脂肪菲薄,腹腔内有黄色半混浊液体4000 mL,大网膜与胃壁及左侧腹壁有粘连,表面可见灰白色大小不等之结节多个。

下列标本请自己观察及描述。

〔大体标本〕

1. 胃:_____。
2. 肝:_____。
3. 肺(此为部分左肺,两肺病变相同):_____。

〔组织切片〕

1. 胃:_____。
2. 肺:_____。
3. 左锁骨上淋巴结:_____。

讨论问题
1. 胃、肝、肺、淋巴结的主要病变及本病例的病理诊断。
2. 各病变产生的原因及相互关系。
3. 临床与病理联系。
4. 死亡原因。

A 730

病史摘要

黄××,女,50岁,助产士,苏州市人。入院时期:1973年7月23日11:00,死亡日期:1973年7月24日0:00。

主诉:胸闷、心悸5 d,昏迷13 h(家属代诉)。

现在史:近5天来患者经常感胸闷、心悸,昨日饭后即上床休息,八时许下床小便时,又突感胸闷,心悸,随之神志不清,欲倒下,由家人扶助并抬上床平卧,发现患者四肢呈伸直性痉挛状,随送我院急诊,今日上午收住入院。

过去史:患者于10多岁时患风湿性心脏病,1960年发现有二尖瓣狭窄及闭锁不全,并发生过心力衰竭。1968年曾于大便后突然昏迷,并出现右侧偏瘫,经中医治疗,一天后意识清醒半年后偏瘫恢复,仅留有右上、下肢肌力稍差,无高血压病史及其他病史。

体检:体温38 ℃,呼吸36次/min,血压40/88 mmHg。深度昏迷,颈软。心律不齐,120次/min,心尖区有Ⅲ收缩期杂音及Ⅰ级舒张期杂音,肺部检查正常,上肢有肌肉抽动,下肢无自主活动,两侧瞳孔缩小,直径0.1 cm,左右相等,两侧肢体跟腱反射尚对称,巴彬司基征双侧(+)。

实验室检查:脑脊液无色,尚清,潘氏试验极微量;糖1～5滴(+),白细胞$0×10^6$/L,红细胞$20×10^6$/L。

住院经过:入院时检查,两肺背部闻及湿性啰音,体温亦逐渐增高(死亡前曾高达40 ℃),查血常规 WBC $18.7×10^9$/L,N 0.93,L 0.07。血压开始时波动,以后逐渐下降(23日22:00时降为"0"),经多方抢救无效死亡。

尸检摘要

女尸,发育及营养均佳,皮肤、巩膜无黄染,浅表淋巴结不肿大,口唇、指趾端青紫,胸、腹腔无积液。

下列标本请同学自己(补充)观察及描述:

〔大体标本〕

1. 心:重350 g,左心房扩大,左心室壁厚1.5 cm,心内膜粗糙,二尖瓣膜增厚,部分粘连及短缩,闭锁缘上有针尖大灰白色串珠状排列的赘生物,腱索变粗,缩短(以上病变表现为慢性风湿性心瓣膜病——二尖瓣狭窄及闭锁不全)。

除以上病变外,尚可见_____
_____。

2. 脑:大脑半球尚对称,基底动脉及大脑中动脉部分管腔内触及条索状物,横断面见
_____
_____。

大脑顶叶冠状切面检查,可见_____
_____。

〔组织切片〕
1. 大脑中动脉:_____。
2. 肺:_____。
3. 肝:_____。

讨论问题
1. 心、脑、肺、肝的主要病变有哪些?本例的病理诊断是什么?
2. 各病变的原因及相互关系。
3. 临床与病理联系。
4. 死亡原因。

A 514

病史摘要

张××,男,26 岁,常熟人,农民。入院日期:1964 年 4 月 11 日,死亡日期:1964 年 4 月 13 日。

主诉:血尿,尿失禁 2 个月,近 1 d 有全腹剧烈疼痛。

现在史:患者于 1964 年 2 月份开始小便次数增多,每次量少,有时尿失禁及尿痛,小便呈咖啡色。当时未予治疗,以后逐渐加重,并出现颜面浮肿,精神萎靡,近 4 d 来不思饮食,时有恶心,上腹部有时疼痛,但无呕吐、呕血、便血及发热症状,近 1 d 出现剧烈全腹疼痛,患者处于脱水状态,急诊入院。

既往史:患者有"胃病史"及腹泻史。

体检:脉搏 104 次/min,呼吸 24 次/min,体温 37.2 ℃,有时达到 39.2 ℃,血压 90/60 mm Hg→50/0 mm Hg。全身消瘦,营养不良,皮肤苍白。心脏:心音弱,心尖区有Ⅰ～Ⅱ级吹风样收缩期杂音,心律整齐,心尖搏动在锁骨中线内侧。肺脏:二肺呼吸音弱(死亡前有少量啰音)。肝、脾不易触及,生殖器左附睾尾部有花生米大硬结。腹壁:腹肌紧张,有反跳痛。

化验室检查:血常规 RBC 0.65×10^{12}/L,HB 1.5g%,WBC 8.9×10^9/L,N 0.83,L 0.017。尿:尿糖(−),蛋白(+),红细胞(+++),细胞管型(++)。粪便:蛔虫卵孵化(+++),血吸虫卵孵化(+)。

住院经过:患者急腹症入院,考虑急性腹膜炎,穿孔部位不明确,准备剖腹探查,但血压始终不能上升,严重贫血,只能采取保守支持疗法,输血 1000 mL,但到 4 月 13 日时突然呼吸困难,即行抢救,不久心跳停止,继而呼吸停止及反射消失,口腔、鼻腔返流出胃内容,经强心剂等抢救无效而死亡。

尸解摘要

男尸,身长 163 cm,发育正常,营养不良,皮肤苍白。腹部膨隆,打开腹腔见横膈左右皆在第 4 肋间,腹膜充血,失去光泽,肠管膨隆,鼓气,腹水 3000 mL,棕黄色混浊,肠系膜、大网膜水肿充血,并有黄色脓苔,胸腔未见积水,右侧胸膜粘连。不易剥离。

要求:
1. 试述各组织或脏器之病变。

肉眼：(1) 十二指肠：_____。
　　　(2) 肾脏：_____。
　　　(3) 结肠：_____。
　　　(4) 睾丸：_____。
镜下：(1) 肝脏：_____。
　　　(2) 肾脏：_____。
　　　(3) 结肠：_____。
　　　(4) 肺：_____。

讨论问题

(1) 为什么有血尿、尿痛、尿频？近1d内为什么会全腹痛？
(2) 肾的病变是怎样引起的？
(3) 诊断是什么病？
(4) 死亡原因。

A 350

病史摘要

周××，女，42岁，农民，吴江人。入院日期：1962年6月21日5：00，死亡日期：1962年6月21日20：00。

主诉：发热近4周，神志不清8 h(家属代诉)。

现在史：约4周前，患者右臀部生一小疖，曾请人用手挤破，于挤脓后第2天起即有畏寒，发热波动在37.8～40℃之间。起病后5 d，感两侧胸痛，痰量略增加并有臭味。继之，右上腹及两腰部亦感疼痛，曾在当地医院用过较多青霉素及链霉素，病情未见明显改善。近2d来，患者持续高热不退(40℃左右)。昨日出现烦燥、谵妄、神志不清，病情骤变，急诊入院。

过去史：曾患疟疾，，近几年未发作过。

体检：T 39.2℃，R 36次/min，P 90/54 mmHg，重病容，表情淡漠，神志不清。颈软，皮肤干燥，巩膜微黄染。胸、腹部有多数散在瘀点，右臀部有一约核桃大的红肿块，质较软。心音弱快，108次/min，两肺呼吸音粗糙，下肺有少许湿啰音及胸膜摩擦音。肝肋下一指有压痛，脾未触及。两肾区有叩击痛。神经系统未见病理反射。

实验室检查：血常规 RBC 2.62×10^{12}/L，Hb 88g/L，WBC 23.1×10^9/L(并见毒性颗粒)，L 0.09。尿液：蛋白(++)，RBC(+)，WBC(++)，透明管型(+)，颗粒管型(+)。

住院经过：入院后经用去甲肾上腺素、氢化可的松、输液及大量抗生素(四环素、红霉素)，血压曾有短暂回升，但不久又逐渐下降至无法测出，经抢救无效于入院后15 h呼吸、心跳停止而死亡。

尸解摘要

女尸，发育正常，营养中等。全身皮肤及巩膜轻度黄染，颈、胸、腹及四肢有多数瘀点，右臀部有$3\times4\times2$ cm³之肿块，表面紫红，中心软，周围较实，腹腔内见胃、结肠与肝包膜粘连，两侧胸腔有少量淡黄色积液，部分胸膜粘连。心脏及脑脊髓未见特殊。

下列标本请自己观察及描述。

〔大体标本〕

1. 肺：_____。
2. 肝：_____。
〔组织切片〕
1. 右臀部肿块：_____。
2. 肝：_____。
3. 肾：_____。
4. 肺：_____。

讨论问题

（1）分析右臀部肿块和肺、肝、肾的主要病变及本病例的病理诊断。

（2）各病变产生的原因及相互关系。

（3）临床与病理的联系。

（4）死亡原因。

第三章　病原生物学·医学微生物学

第一节　细菌的形态与结构的检查法

一、目的要求

1. 熟悉染色标本的制备过程,掌握革兰染色法及其结果判断,了解革兰染色法原理,掌握革兰染色谱。
2. 了解不染色标本的检查方法,用悬滴法观察活菌及其动力。
3. 掌握细菌的基本形态及特殊结构。
4. 熟练掌握油镜的使用(见第一章)。

二、实验内容

细菌无色半透明,未经染色不易观察其形态和结构,需经染色和显微镜放大后才清晰可见。染色方法有单染和复杂两种,前者应用一种染料使细菌着色,用以观察细菌的大小、形态和排列;后者用两种以上的染料,有助于鉴别细菌,故又称鉴别染色法。常用的单染法有美蓝和复红染色,复染法有革兰和抗酸染色。

(一)细菌涂片的制作

要进行细菌染色,首先需作涂片。涂片的制作分涂片、干燥和固定3个步骤。

1. 涂片

(1) 取清洁无油载玻片一张,在其中央加一滴生理盐水。

(2) 将接种环用火焰烧红灭菌,待冷后自琼脂斜面上刮取细菌少许混入盐水滴中,轻轻涂抹制成直径约 1 cm 大小的均匀悬液,然后将接种环烧红灭菌。制作涂片时所取细菌量不宜过多,以免涂抹不均匀使细菌聚集成堆,影响结果观察。若取液体标本(如肉汤培养物、脓液、痰等)作涂片,则不加生理盐水而直接取标本涂片。如用一张玻片同时做几种细菌涂片时,可用蜡笔将玻片分为数格,做好标记再进行涂片,以免混淆。

(3) 接种环的灭菌和取菌法:接种环在取菌前后都必须用火焰烧红灭菌。方法是右手拿接种环,垂直置于火焰中,待金属丝烧灼后,斜执接种环将金属柄缓慢通过火焰灭菌。切记:未经灭菌的接种环不能取菌,特别是取菌后的接种环必须灭菌后才能放回原处!

取菌法:用左手拇指、食指和中指夹住琼脂斜面管下端,斜面朝上,试管倾斜。用右手转动一下管口棉塞(或胶塞)。在近火焰处用右手小指与掌面夹住棉塞并拔出棉塞(或胶塞),已拔出的棉塞不可放在实验台上,也不可触及任何物品。试管口用火焰灭菌后,用已灭菌且冷却的接种环伸入培养基中,自斜面上轻轻刮取细菌,取菌后将试管口在火焰上再次灭菌,塞好塞子放回原处(见图3-1)。

2. 干燥:

涂片放室温自然干燥,必要时可将标本涂抹面向上,在离火焰半尺高处微微烘干。切忌高热。

3. 固定

常用加热固定法,其目的是杀死细菌,使菌体与玻片粘附牢固,在染色时不致被染液和水冲掉。手执玻片的一端,标本面朝上,来回通过火焰三次,注意温度不可太高,以玻片反面触及皮肤,感觉微烫为宜。

(二) 单染色法

1. 材料:球菌、杆菌斜面培养物载玻片、美蓝、复红染液。

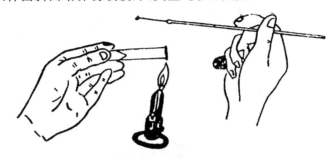

拔取塞子,试管口灭菌

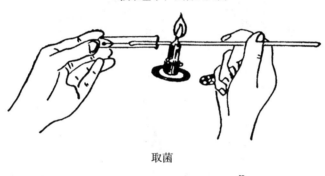

取菌

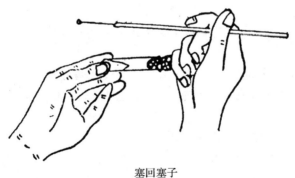

塞回塞子

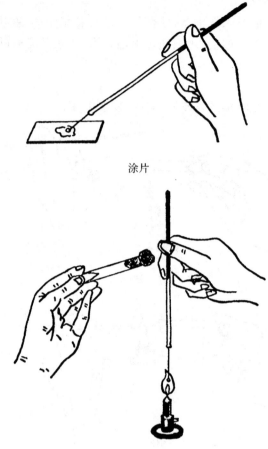

涂片

接种环再次灭菌

图 3-1 涂片

2. 方法(见图 3-1)：

(1) 按上述涂片制作法，分别取球菌和杆菌在一张玻片两处制成涂片，干燥，固定。

(2) 在细菌涂片上滴加美蓝或复红染液数滴，染色 2~3 min，用细水流自涂面上端向下轻轻冲去染液。

(3) 放置室温自干或在火焰上方微微烘干。

(4) 于染色标本上滴加香柏油一滴，用油镜观察并绘图。

(三) 革兰染色法

1. 材料：球菌、杆菌斜面培养物，革兰染液(结晶紫染液、碘液、95％酒精、稀释复红)。

2. 方法：

(1) 制作细菌涂片，干燥，固定。

(2) 初染：涂片上加几滴结晶紫染液，染色 1 min，用水冲去染液。

(3) 媒染：加碘液，1 min 后水冲。这一步是使结晶紫与被染细菌更牢固结合。

(4) 脱色：加 95％酒精，频频摇动玻片数秒钟，斜执玻片，使酒精流去，再加数滴酒精，至流下酒精无色为止，约 20~30 s，水洗。

(5) 复染：加稀释复红染 30 s，水洗。

(6) 吸水纸吸干后,油镜镜检并绘图。

细菌经染色后,有的染成红色,有的染成紫色,前者为革兰染色阴性菌,后者为革兰染色阳性菌。

3. 革兰染色谱:

(1) 大多数病原性球菌革兰染色呈阳性,除脑膜炎奈瑟菌、淋病奈瑟菌、卡他布兰汉菌外。

(2) 大多数病原性杆菌革兰染色呈阴性,除白喉棒状杆菌、结核分枝杆菌、梭状芽胞杆菌外。

(3) 病原性螺旋体和弧菌革兰染色呈阴性。

(4) 放线菌和真菌革兰染色呈阳性。

(四) 细菌动力检查法

鞭毛是细菌的运动器官,有鞭毛的细菌具有真正运动能力,能定向地由一个部位泳动到另一个部位。无鞭毛的细菌不具有真正的运动能力,而受到所处环境中液体分子的冲击呈左右前后、位置变更不大的颤动(纯属分子运动)。细菌的运动力是细菌特征之一,常被利用作为检查和鉴别细菌之用。

1. 悬滴法:

(1) 材料:

①菌种:变形杆菌、葡萄球菌的幼龄(8~12 h)肉汤培养物。

②凹玻片、盖玻片、凡士林、镊子等。

(2) 方法(见图3-2):

①取凹玻片一张,在凹窝周围涂凡士林少许。

②将接种环烧灼灭菌,待冷后,取一接种环的变形杆菌或葡萄球菌的幼龄培养物,放于盖玻片中央。

③将盖玻片反转,使凹窝对准盖玻片中心,复盖于其上;粘住盖玻片后再迅速反转,以接种环柄轻压盖玻片,使与凹窝边缘粘紧密封,以防水滴蒸发干燥(见图3-2)。

④先以低倍镜找到悬滴的边缘后,再换用高倍镜观察。

⑤结果:观察上列两种细菌的运动形式有何不同。变形杆菌有真正运动,葡萄球菌只有分子运动。

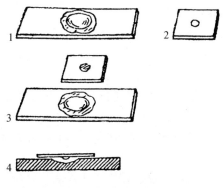

图 3-2 悬滴标本制备

2. 压滴法:

(1) 材料:

①菌种:变形杆菌、葡萄球菌的幼龄(8~12 h)肉汤培养物。
②载玻片、盖玻片、镊子。
(2) 方法:
①以接种环取变形杆菌或葡萄球菌液2~3环,放于载玻片中央。
②用镊子挟住盖玻片,复盖于菌液上。放置时,先使盖玻片一边接触菌液,以不发生气泡为准。
③先用低倍镜寻找菌滴位置,再换高倍镜观察,区别细菌的真正运动与分子运动。

(五) 细菌的形态与特殊结构(示教)
1. 螺形菌:空肠弯曲菌染色标本。
2. 荚膜:肺炎链球菌染色标本。
3. 芽胞:枯草杆菌染色标本。
4. 鞭毛:变形杆菌染色标本。

思考题

1. 涂片后为什么必须进行固定?固定时应注意什么?
2. 比较单染色法与复染色法的优缺点。
3. 要做好革兰染色,应注意哪些关键步骤?为什么?
4. 如何观察活菌,有何意义?
5. 细菌有哪些特殊结构?这些结构在医疗实践中有何实际意义?
6. 使用油镜应注意哪些问题?

第二节 细菌的培养法

一、目的要求

1. 掌握基础培养基应具备的条件及其制备方法。
2. 学会正确使用微生物学实验中常用的接种工具,掌握无菌操作技术及各种接种方法。
3. 掌握获得微生物纯培养的分离方法。
4. 了解常用培养基的营养组成及用途。
5. 学会判断不同的细菌在不同培养基上的生长状况。

二、实验内容

(一) 常用培养基的制备方法

人工培养细菌时必须供给细菌需要的营养物质。培养基就是将细菌生长繁殖所需要的营养物经人工配制而成的一种混合营养物质。培养基的基本成分有蛋白胨、氨基酸、糖类、盐和水分。任何培养基除含有必需的营养物质外,还必须有一定的酸碱度(pH 7.4~7.6),澄清并保证无菌。

培养基的主要用途有:(1) 分离并繁殖细菌。(2) 保存菌种。(3) 鉴定细菌。(4) 生产菌苗、抗生素以及用于细菌生理的研究。

以下介绍几种常用的培养基:
1. 肉汤培养基:肉汤培养基常用瘦牛肉制成,如无牛肉可用牛肉膏代替。

(1) 成分：

新鲜绞碎瘦牛肉	500 g
蛋白胨	10 g
氯化钠	5 g
蒸馏水	100 mL

(2) 制法：

①称取去筋膜无油脂的瘦牛肉 500 g，用绞肉机绞碎加水 1000 mL，搅匀浸于搪瓷锅内，置冰箱过夜，除去液面上的浮油，过夜的目的是使牛肉中的水溶性养料充分地渗透出来。

②次日取出，煮沸 0.5 h（若不经冰箱过夜，可直接煮沸 1 h）。用多层纱布过滤，肉渣中液体应尽量挤净。

③于 1000 mL 肉汁中加蛋白胨 10 g，氯化钠 5 g，搅拌加热使之完全溶解。尽量滤出肉汁，用蒸馏水补足至原量。

④冷至 40～50 ℃时，用氢氧化钠校正 pH 至 7.6 煮沸 10 min，然后补充失去的水分，用脱脂棉过滤，滤液须澄清。

⑤分装于试管或三角烧瓶，塞好试管塞，高压蒸汽 103.4 kPa(1.05 kg/cm^2)灭菌 20 min。

注：如用牛肉膏制备肉场培养基，配方如下：

牛肉膏	0.3 g
蛋白胨	1 g
氯化钠	0.5 g
蒸馏水	100 mL

以上各成分混合加热溶解后，即可用 pH 试纸或 pH 计调节 pH，以下步骤同上。

2. 普通琼脂培养基：

普通琼脂培养基是常用的固体培养基。琼脂本身并无养料，只是用以改变肉汤的物理性状，它是一种赋形剂，在 100 ℃时溶化，40 ℃左右凝固，通常肉汤中加入 2%～3%琼脂，溶化后能在室温下凝固形成固体，即为固体培养基。

(1) 成分：

琼脂粉	1.5 g
肉汤培养基	100 mL

(2) 方法：

①取已制备好的肉汤培养基 100 mL，置于三角烧瓶中，加琼脂粉 1.5 g 加热溶化。

②趁热校正 pH 至 7.4～7.6。

③未凝前分装于试管中（可装于不同号的试管，以备作琼脂斜面及平板用），加试管塞，高压蒸汽灭菌。

④灭菌后将试管（约 3～4 mL）斜置待凝后即成普通琼脂斜面。大试管中的培养基（约 15 mL 左右）称为琼脂高层，在琼脂未凝前以无菌操作倾入无菌平皿内凝固后即是普通琼脂平板。倾注平板时必须严格无菌操作。此外，琼脂的温度不可过高，约在 50 ℃左右为宜，如温度过高则平皿内凝固水过多，易引致污染，过低则琼脂凝固使培养基表面不平滑。

⑤放冰箱保存备用。

3. 半固体培养基：

(1) 成分：

琼脂粉	0.3 g
肉汤培养基	100 mL

(2) 方法：

于 100 mL 肉汤中加入 0.3 g 琼脂粉，加热溶化后，校正 pH 至 7.4～7.6。分装于小试管中(每管约 2 mL)，高压蒸汽灭菌。灭菌后将试管直立，待冷凝后即成半固体培养基。4 ℃冰箱保存备用。

4. 血液琼脂培养基：

(1) 成分：

普通琼脂培养基	100 mL
无菌脱纤维兔(或羊)血	10 mL

(2) 方法：

①将已灭菌的普通琼脂培养基加热溶化，并冷却至 50 ℃左右。

②以无菌操作加入脱纤维兔血或羊血于琼脂培养基内，混匀(注意勿产生气泡)，然后分装于灭菌试管或平皿中，制成血液琼脂斜面或平板，放 4 ℃冰箱保存备用。

③选择培养基：S.S.平板。

④厌氧培养基：庖肉基。

⑤鉴别培养基：克氏双糖铁培养基。

(二) 细菌的接种法

细菌的接种方法因各种培养基不同而异，常用的方法有平板、斜面、液体和半固体接种。

1. 材料：琼脂斜面、琼脂平板、半固体、肉汤培养基；葡萄球菌、枯草杆菌斜面培养物。

2. 方法：

(1) 平板接种法：

细菌在自然界及人体中分布广，种类多，因此临床上各种检验标本中，如粪便、痰、脓液常混有多种细菌。如欲检查患者标本中是否有某种病原菌时，须先将各种细菌分离，获得纯菌培养物后才能进一步作细菌的鉴定。琼脂平板培养基因面积大，接种后可达到分离的目的，常称分离培养法。平板接种方法有多种，以下介绍平行划线法及分区划线法。

①平行划线法：

A. 用无菌接种环取细菌培养物少许。

B. 左手拿住琼脂平板底部，盖留在桌上(制成的琼脂平板一般倒放，即带有培养基的底部在上方)，使平板直立，以免空气中的细菌落入培养基中，并靠近火焰处。

C. 右手握住沾菌的接种环涂抹在琼脂平板上端，然后连续平行划线于平板的上半部。将平板转180°角，自平板另一端开始再划线于中央为止。划线时使接种环与平板表面成 30～40°角，轻轻接触，以腕力在平板表面作轻快的滑移动作。所划线条应致密而均匀，并应达到平板的边缘，充分利用培养基的面积；同时接种环与琼脂面间的角度不宜过大，以免划破琼脂。

D. 划线完毕，盖上平板盖，接种环灭菌后放回原处。

E. 于琼脂底面玻璃上贴标签，注明标本名称，日期，姓名置 37 ℃温箱培养 18～24 h。

②分区划线法(如图 3-3 所示)：

A. 取一接种环,在平板的 $\frac{1}{3}$ 面积划线。

B. 转动平板约 70°角,接种环灭菌,待冷却后在原接种处通过 2~3 条线,划于另一个 $\frac{1}{4}$ 的面积上。

C. 再次烧灼接种环,冷却后转 70°角,照原法直到划满为止。

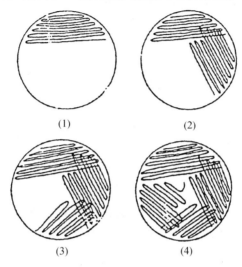

图 3-3 分区划线法

一般当接种物中细菌不太多时(如脓汁标本、液体培养物等),可以选用平行划线法;如接种物中细菌极多时(如固体菌种、粪便等),则必须采用分区划线法方能得到良好结果。接种后,做好标记,37 ℃培养 18~24 h。

2. 琼脂斜面接种法:

用于纯种细菌的保存菌种和增菌。

(1) 用灭菌接种环取细菌培养物少许。

(2) 拔去琼脂斜面培养基试管塞,管口经火焰灭菌,将沾有细菌的接种环伸入管内,自下而上在琼脂上呈"Z"字型连续划线。

(3) 接种后,管口在火焰上灭菌,塞回试管塞,接种环灭菌。

(4) 在试管壁近管口处做好标记,置 37 ℃培养 18~24 h。

3. 肉汤接种法:

用于增菌。

(1) 用灭菌接种环取细菌培养物少许。

(2) 以无菌操作将沾有细菌的接种环伸入肉汤管中,将环上细菌轻轻研磨于接近液面的管壁上,然后将试管稍倾斜,使肉汤碰及细菌即可。

(3) 接种后管口灭菌,塞回试管塞,并做好标记,置 37 ℃培养 18~24 h。

4. 半固体接种法(穿刺接种法):

用以观察细菌有无动力。半固体接种是用接种针,无菌操作方法同前。将取有细菌的接种针自培养基的中央刺入,沿原穿刺线拔出,注意在刺入与拔出时不可晃动接种针。接种后做好标记,置 37 ℃培养 18~24 h。

（三）细菌培养性状观察

1. 琼脂平板上菌落观察：

（1）材料：接种金黄色葡萄球菌、枯草杆菌的琼脂平板。

（2）方法：菌落是一个细菌经分离培养生长繁殖后形成的，不同细菌的菌落各有特点，观察时应选择比较分散的菌落并注意以下几个方面：

①大小：以直径表示，1 mm 左右为小菌落，2～3 mm 为中等大小菌落，3 mm 以上为大菌落。

②形状：有圆形及不规则形状。

③边缘：有整齐或不整齐的边缘。

④表面：有凸起，平坦；光滑，粗糙；干燥，湿润之表现。

⑤透明度：可区别为透明或不透明。

⑥颜色：产生脂溶性色素的细菌，仅菌落本身有颜色；有水溶性色素的细菌，菌落周围的培养基亦呈现颜色。

⑦溶血性：根据细菌对红细胞的溶解作用，有完全溶血、草绿色溶血及不溶血之分。血平板上才可观察到。

根据菌落的特点可分为光滑型菌落（S 型）及粗糙型菌落（R 型）两大类，前者为圆型，表面光滑，湿润，边缘整齐，不透明；后者基本相反。注意观察识别金黄色葡萄球菌及枯草杆菌各为哪一类菌落。

2. 肉汤培养基中细菌生长状况观察，肉汤在未接种细菌前是澄清的，接种细菌后有生长，表现有 3 种形式：

（1）混浊生长：液体变混浊。

（2）菌膜：液体澄清，表面有一薄层菌膜。

（3）沉淀生长：液体澄清，管底有沉淀物。

3. 琼脂斜面上细菌生长状况观察。细菌在斜面上生长后融合在一起叫菌苔。

4. 半固体中细菌生长状况观察。半固体培养观察细菌有无运动，无运动的细菌经培养后仅沿穿刺线部分有菌生长，周围培养基清亮，表面无菌膜；而有运动的细菌，沿穿刺线向外散开，故穿刺线模糊不清，培养基变混浊，表面形成菌膜。

思考题

1. 细菌的培养基必须具备哪些条件？
2. 液体培养基、固体培养基、半固体培养基各有何用途？
3. 什么是菌落？为什么分区划线接种法可用于细菌的分离培养？
4. 对细菌生长状况的观察有何意义？

第三节　细菌代谢产物的检查

一、目的要求

1. 掌握微生物鉴定中常用的几种生化反应原理及结果判断方法。
2. 熟悉细菌生化反应中培养基的设计和用途。

二、实验内容

细菌在新陈代谢过程中,有许多产物形成,其中有的对机体有害,如毒素。有一些产物,特别是分解产物,常作为各种细菌鉴定的重要依据之一。以下介绍最常用的糖发酵试验和蛋白质分解试验。

(一)糖发酵试验

不同细菌具有不同的酶,可以分解相应的糖类。糖类分解后的终末产物不同,有的产酸(如甲酸、乙酸、乳酸等),有的细菌能进一步分解酸产生气体(氢、二氧化碳),借此可协助鉴别细菌,尤其在肠道细菌的鉴定中经常使用。

实验室用来检查糖发酵的培养基叫单糖发酵管,是将1%的各种糖加入无糖的蛋白胨水培养基中,再加入指示剂(常用溴甲酚紫,碱性时为紫色,酸性呈黄色),以观察有无酸和气体产生。

实验室最常用的糖有葡萄糖、乳糖、麦芽糖、甘露醇与蔗糖5种,分别在管底注红、黄、兰、白、黑5种颜色以区别各种糖类。

1. 材料:大肠埃希菌和伤寒沙门菌琼脂斜面培养物。葡萄糖、乳糖发酵管。
2. 方法:将伤寒沙门菌和大肠埃希菌分别接种于两种糖发酵管中,37 ℃培养18~24 h观察结果。
3. 结果观察:首先确定细菌是否生长,细菌生长则培养基变混浊。糖是否被分解根据以下结果判定:

(1) 培养基未变色,倒置小管中无气泡,表示不产酸不产气,糖未分解,记录结果以"一"表示。

(2) 培养基变黄,倒置小管中无气泡,表示产酸不产气,以"+"表示。

(3) 培养基变黄,倒置小管中有气泡,表示产酸又产气以"⊕"表示。

(二)含氮化合物分解试验

1. 靛基质(吲哚)产生试验:有些细菌有色氨酸酶,能分解蛋白胨中的色氨酸形成靛基质。靛基质无色,不能直接观察到,如加入柯氏(Kovacs)试剂,则试剂中的对二甲基氨基苯甲醛与靛基质结合成红色的玫瑰靛基质,易为肉眼识别。

(1) 材料:大肠埃希菌及伤寒沙门菌琼脂斜面培养物,蛋白胨水培养基,柯氏试剂。

(2) 方法:将大肠埃希菌和伤寒沙门菌分别接种于蛋白胨水中,37 ℃培养18~24 h,于每管中加入柯氏试剂数滴,使成一薄层浮于液面上。轻轻摇动试管,如表层试剂呈现红色为阳性(+),呈黄色则为阴性(一)。

2. 硫化氢产生试验:有些细菌能分解培养基中胱氨酸等含硫氨基酸,生成硫化氢。硫化氢遇铅盐(醋酸铅)或铁盐(硫酸亚铁)则形成黑褐色的硫化铅或硫化铁沉淀物。黑色沉淀物越多,表示生成的硫化氢量亦越多。实验室常采用含有醋酸铅的培养基检测硫化氢是否产生。

(1) 材料:大肠埃希菌、变形杆菌琼脂斜面培养物。醋酸铅培养基。

(2) 方法:将大肠埃希菌和变形杆菌用接种针分别穿刺接种于醋酸铅培养基中,一般穿刺于培养基贴管壁处而不是穿刺于培养基中央,37 ℃培养18~24 h,穿刺线处呈黑褐色者为阳性(+),不变色者为阴性(一)。

3. 尿素分解试验:有些细菌具有尿素分解酶,能分解尿素产生大量氨。氨遇水形成氢氧化铵,使培养基pH上升,碱性增加。实验室常采用含尿素的培养基,其中加酚红作指示剂检查尿素分解与否。

(1) 材料:大肠埃希菌、变形杆菌琼脂斜面培养物、尿素培养基。

(2) 方法:将大肠埃希菌、变形杆菌分别接种于尿素培养基,置 37 ℃培养 18～24 h,培养基颜色变红为阳性(＋),颜色不变则为阴性(－)。

(三) 合成代谢产物

1. **色素**:可分脂溶性与水溶性色素。
2. **材料**:琼脂斜面(接种不产生色素的细菌),琼脂斜面(接种四联球菌),琼脂斜面(接种绿脓杆菌)。

观察琼脂斜面上菌落颜色及周围培养基的颜色,色素局限于菌本身为产脂溶性色素细菌;如菌有颜色而周围培养基亦变色为产水溶性色素细菌。

思考题

1. 细菌的生化反应有何鉴别意义?
2. 在本实验中,哪些生化反应属于糖的分解代谢?哪些属于蛋白质的分解代谢?
3. 试述几种常用生化反应试验的原理及用途。

第四节　细菌的分布

一、目的要求

1. 通过实验证明微生物广泛分布于外界环境以及动物和人类与外界相通的腔道中。
2. 学会不同环境中微生物的检查方法。

二、实验内容

细菌种类繁多,繁殖迅速,分布广泛。不论空气、土壤、水、食物、各种物体和器械的表面,以及动物与人类的体表和同外界相通的腔道中都有细菌存在。因此,了解细菌在自然界及正常人体中的分布,对于在医疗实践与某些科学实验中树立无菌观念有着重要的意义。

(一) 空气中细菌的检查

1. **材料**:普通琼脂平板。
2. **方法**:

(1) 将琼脂平板置于室内不同处,打开盖子暴露于空气中 10 min,然后盖好,置 37 ℃培养 24 h。

(2) 观察平板上菌落数及菌落特点。

(二) 土壤中细菌的检查

1. **材料**:地面深处土壤,肉汤培养基,庖肉培养基。
2. **方法**:取少量泥土接种肉汤培养基及庖肉培养基各 1 支,37 ℃培养。肉汤培养 24 h,庖肉培养基培养 2～3 d。观察细菌生长情况。

(三) 手指的细菌检查

1. **材料**:普通琼脂平板。
2. **方法**:用手指直接涂抹于琼脂平板上,37 ℃培养 18～24 h,观察菌落数及特征。实验时可将琼脂平板划分为 4～6 格,每人一格供试。

(四) 咽喉部的细菌检查

1. **材料**:血琼脂平板、无菌棉试子。
2. **方法**:用无菌棉拭子自咽喉部(近扁桃体处)取材。取材时检查者背对光线站立,被检查者面对光线坐好。将取好的材料接种于血琼脂平板上 $\frac{1}{3}$ 处,弃棉拭子于消毒玻璃缸中,再换用无菌接种环于接种处涂抹,沾取材料,然后分区划线分离,接种后置 37 ℃ 培养 18~24 h,观察各菌落特征。

思考题

了解自然界中的细菌存在有什么实际意义?

第五节　物理因素对微生物的影响

一、目的要求
1. 掌握微生物学实验中常用的消毒灭菌方法。
2. 验证细菌芽胞具有较强的抵抗力。

二、实验内容
(一)紫外线杀菌试验
1. 材料:葡萄球菌,枯草杆菌,普通琼脂平板。
2. 方法:
(1) 将葡萄球菌和枯草杆菌接种于普通琼脂平板上,愈密愈好。
(2) 用此平板盖,横遮两菌平板之一半,另一半暴露于紫外线灯下 30 cm 处照射 30 min。
(3) 照射后,盖好平皿盖,置 37 ℃ 温箱孵育 18~24 h 后观察结果。
(二)常用的灭菌器与滤菌器(示教)
1. 灭菌器:
(1) 煮沸消毒器
适用范围:器械消毒如剪刀、镊子、刀、注射器、橡皮手套等。
使用法:一般在煮沸后 5~10 min 即可应用,如欲杀死芽胞则需煮沸 1~2 h,如水内加入 2%碳酸钠可以提高沸点,并可防止金属器械生锈。
(2) 干热灭菌器
适用范围:玻璃器皿如平皿、试管、吸管、玻瓶等。
使用法:
①要灭菌的玻璃器械应擦净晾干(如有水,易破裂)。
②放置物件不可太密,以免内部热度不均。
③各物件放置妥当后,即可关门加热,此时顶部活门应开放,使冷气逸出,待热度上升至 60 ℃ 时,将活门关闭,使温度逐渐上升。一般用 160~170 ℃ 加热 2 h,即可使芽胞及繁殖体全部杀死。
④待温度降至 60 ℃ 左右,方可开门取物,否则玻璃器皿有炸裂危险。
⑤如仅需玻璃器皿干燥,则可用上法将温度升至 100 ℃ 维持 1 h。
(3) 流动蒸汽灭菌器
适用范围:适用于不耐高温的培养基,如明胶培养基、牛乳培养基及含糖培养基等。
使用法:
①底层先加水,再将要灭菌的物品置于搁板上,加盖。

②加热,待温度升至 100 ℃时计算时间,一般需 30～60 min,因不能杀死芽胞故需用间歇灭菌法,即每天消毒 1 次,连续 3 次,每次消毒完毕后,取出物品置于 37 ℃温箱过夜,目的在于使细菌芽胞发芽变为繁殖体,然后再经第 2、3 次消毒即可达到完全灭菌的目的。

(4)高压蒸汽灭菌器

适用范围:耐高热的培养基、生理盐水、废弃的细菌培养物、外科敷料、手术衣、橡皮手套等。

使用方法:

①先将水加入底层,再将物品放入灭菌器内,不可太挤,将灭菌器盖子旋紧。

②然后加热,将排气活门开放,使器内冷空气全部排出,待器内充满蒸汽时,即将排气活门关闭,使灭菌器密闭,器内压力逐渐上升,至 103.4 kPa(1.05 kg/cm^2)时计算时间,持续 15～20 min 即可。

③注意:压力计算器所示磅数与温度要一致,否则影响灭菌效果。

④含糖培养基、明胶培养基可用 55.2～68.9 kPa(0.56～0.7 kg/cm^2)25 min,因压力过高或时间过长,可使培养基内成分破坏,失去效果。

⑤灭菌完毕后,稍稍打开排气活门,徐徐放气,使压力慢慢下降,如放气太快,压力骤降至大气压,器内液体即沸腾冲出容器,遇冷空气棉塞积水,培养基易污染。

2. 过滤除菌试验:过滤除菌(也称过滤灭菌)是用滤孔细小的物制滤器装置,将含菌液体加压过滤(用正压或负压),使细菌等较大物体被滤菌器阻挡不能通过,而获得无菌澄清液体。常用于除去糖溶液、血清、腹水、某些药物等不耐热液体中的细菌,亦可用来分开细菌和病毒、细菌及其毒素等。

滤菌器的种类很多,常用者有下列 5 类,各类又按滤器孔径大小不同可分为各种等级。见表 3-1。

表 3-1 滤菌器的种类

滤菌器名称	材料及制法	规格及用途
白氏滤菌器 (Berkefeld filter)	由矽藻土与石棉混合加高温烘炼制成,呈空心的蜡烛状(常称为滤菌烛 Candle filter)	V(viel,粗级):孔径 8～12μm 滤除一般细菌 N(normal,常级):孔径 5～7μm 滤除小细菌 W(wenig,细级):孔径 3～4μm 滤除大病毒
张氏滤菌器 (Chamberland filter)	由白陶土与矽沙混合,在窑中烘炼而成,形状同上,惟底座及出口处都涂有磁釉	L_1 级(相当于 V 级):孔径大,过滤澄清 L_3 级(相当于 N 级):孔径小,滤除细菌 L_{13} 级(相当于 W 极):孔径小,滤除大病毒
蔡氏滤菌器 (Seiz filter)或石棉板滤菌器	用石棉压缩成滤板,嵌夹于金属漏斗中,便于取出更换	K(澄清)或 FCB 级:孔径大,过滤澄清 EK(除菌)或 GS 级:孔径小,滤除细菌 EK-S(特级除菌)或 SB 级:孔径更小,同上
玻璃滤菌器 (Sintered glass filter)	由玻璃细沙加热熔合成细孔的滤板,嵌镶在玻璃漏斗中做成过滤漏斗	3 级(粗):孔径 60～80μm 过滤澄清 4 级(中):孔径 25～30μm 过滤澄清 5 级(细):孔径 10～20μm 滤除一般细菌 6 级(最细):孔径<5μm 滤除小细菌
微孔滤器(Milli-proe membrane filter)	用火棉胶溶于一定量的异戊醇与丙酮中,放在温处晾干制成薄膜,临用时夹在漏斗中过滤	孔径为:0.22μm 0.3μm 0.45μm

思考题

1. 热力灭菌法有哪几种？各适用于哪些物品？
2. 紫外线灭菌试验中，为什么选用葡萄球菌与枯草杆菌？紫外线灭菌应注意些什么？
3. 过滤除菌常选用的微孔滤膜孔径为多少微米？其除菌的原理及适用范围是什么？

第六节 化学因素及生物因素对细菌的影响

一、目的要求

1. 了解常用化学消毒剂对细菌的抑菌作用。
2. 了解琼脂挖沟法测定细菌对中草药的敏感性。
3. 掌握药物抗菌能力体外测定法的常用方法及其用途。
4. 观察噬菌斑并证明噬菌体作用的特异性。
5. 了解细菌素对细菌抑菌作用的特点。

二、实验内容

许多化学药品能使细菌蛋白质变性，或妨碍细菌代谢中某些重要酶的活力，或有损毁其细胞膜等作用，导致细菌停止生长繁殖，甚至死亡。这些化学药品已被用做消毒剂或防腐剂，用于对细菌的消毒和防腐。

（一）化学消毒剂的抑菌作用

1. 材料：

（1）菌种：大肠埃希菌和金黄色葡萄球菌 18～24 h 培养物。

（2）化学消毒剂：2.5%碘酒、0.1%新洁尔灭、5%石碳酸、2%红汞、2%龙胆紫。

（3）其他：普通琼脂平板、无菌滤纸片、无菌镊子。

2. 方法：

（1）分别以接种环沾取葡萄球菌或大肠埃希菌菌液数环，作来回连续划线，使之密布于普通琼脂平板培养基的表面。

（2）以无菌镊子挟取灭菌圆形滤纸片（直径 6 mm），分别浸于各种化学消毒剂内（5%石炭酸、2.5%碘酒、2%红汞、0.1%新洁尔灭、2%龙胆紫），取出时使纸片与试管内壁接触，去除多余药液，分别放在已有细菌的琼脂平板表面的中央及四周（如图 3-4），各纸片间的距离要大致相等。

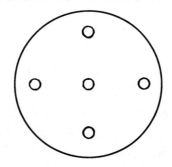

图 3-4 化学消毒剂的抑菌作用

（3）置 37 ℃温箱孵育 18～24 h 后，观察各浸药纸片周围有无抑菌圈，比较各抑菌圈的大小。

(二)中药的抑菌作用(地锦草)

1. 材料:

(1)菌种:大肠埃希菌、绿脓杆菌、福氏志贺菌、金黄色葡萄球菌18~24 h培养物。

(2)中药(地锦草)琼脂平板。

2. 方法:

(1)在普通琼脂平板的一侧或中央挖沟,用含地锦草的琼脂填于沟中。

(2)用划线法将各菌依次接种于平板上(如图3-5)。

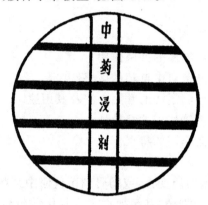

图3-5 中药的抑菌作用

(3)将平板置于37 ℃温箱孵育18~24 h。

(4)观察抑菌情形,记录抑菌带的长度(mm)。

3. 药物的抑菌试验:

磺胺、抗生素是临床上最常用的治疗细菌性感染的药物。因为各种致病菌对抗生素、磺胺的敏感性不同;在治疗过程中,细菌对药物的敏感性又常会发生改变,即产生耐药性,所以测定细菌对药物的敏感性对在临床治疗中选择用药、及时控制感染都有重要意义。

(1)材料:

①对青霉素敏感和耐药的金黄色葡萄球菌液体培养物。

②对氯霉素敏感和耐药的福氏志贺菌液体培养物。

③含青霉素、氯霉素、链霉素、四环素、庆大霉素等抗生素的滤纸片。

④普通琼脂平板。

⑤无菌镊子、无菌棉签。

(2)方法:

①用无菌棉签沾取6~8 h金黄色葡萄球菌及福氏志贺菌培养物,分别浓密地涂布于琼脂平板表面(注意棉签不可过湿,涂布要均匀、致密),待稍干。

②用无菌镊子将含有各种药品的滤纸片按一定间隔贴在平板的不同区域。

③37 ℃培养18~24 h后观察结果,量取各种抗生素滤纸片周围抑菌圈的直径,按表3-2、表3-3确定其对药物的敏感情况。注意对比:①两种细菌对各抗生素敏感性的差异②同种不同株的细菌对同一种抗生素敏感性的差异。

表 3-2 纸片扩散法药敏试验结果读取表

抗菌药物		纸片含药量	抑菌圈直径(mm)			MIC(μg 或 U/mL)	
			耐药	中介	敏感	耐药	敏感
氨苄青霉素	丁胺卡那	30 μg	≤14	15～16	≥17	>16	≤16
	革兰阴性肠杆菌和肠球菌	10 μg	≤11	12～13	≥14	≥32	≤8
	葡萄球菌和对青霉素 G 敏感者	10 μg	≤20	21～28	≥29	≥32	≤0.2
	嗜血杆菌	10 μg	≤19	—	≥20	>2.0	≤2.0
羧苄青霉素	大肠埃希菌和变形杆菌	100 μg	≤17	18～22	≥23	≥32	≤16
	绿脓假单胞杆菌	100 μg	≤13	14～16	≥17	≥250	≤125
	头孢拉啶	30 μg	≤14	15～17	≥18	≥32	≤10
	氯霉素	30 μg	≤12	13～17	≥18	≥25	≤125
	氯林可霉素	2 μg	≤14	15～16	≥17	>4	≤2
	诺氟沙星	10 μg	≤12	13～15	≥16	>8	<2
	环丙沙星	5 μg	<14	15～17	≥18	>8	<2
	红霉素	15 μg	≤13	14～17	≥18	≥8	≤2
	庆大霉素	10 μg	≤13	13～14	≥15	≥8	≤4
	卡那霉素	30 μg	≤13	14～17	≥18	≥25	≤6
	甲氧西林对金黄色葡萄球菌	5 μg	≤9	10～13	≥14	—	≤3
	萘啶酸	30 μg	≤13	14～18	≥19	≥32	≤12
	强力霉素	30 μg	≤12	13～15	≥16	≥16	<4
	呋喃妥因	300 μg	≤14	15～16	≥17	≥128	≤32
青霉素 G	葡萄球菌	10 U	≤20	21～28	≥29	≥0.2	≤0.1
	其它细菌	10 U	≤11	12～21	≥22	≥32	≤1.5
	利福平	5 μg	≤16	17～19	≥20	>4	<1
	链霉素	10 μg	≤11	12～14	≥15	≥15	≤6
	磺胺	300 μg	≤12	13～16	≥17	≥350	≤100
	四环素	30 μg	≤14	15～18	≥19	≥12	≤4
	妥布霉素	10 μg	≤12	13～14	≥15	≥8	≤4
	万古霉素	30 μg	≤9	10～11	≥12	—	≤5

表 3-3　药敏试验标准菌株抑菌圈直径

抗菌药物	药片含药量	抑菌圈直径(mm)		
		金黄色葡萄球菌（ATCC25923）	大肠埃希菌（ATCC25922）	绿脓假单胞菌（ATCC27853）
丁胺卡那	10 μg	18～24	18～24	15～22
氨苄青霉素	10 μg	24～25	15～20	—
羧苄青霉素	100 μg	—	24～29	20～24
头孢拉啶	30 μg	16～20	25～32	22～29
氯霉素	30 μg	19～26	21～27	6
诺氟沙星	10 μg	17～18	28～35	22～29
	5 μg	22～30	30～40	25～33
红霉素	15 μg	23～30	8～14	—
庆大霉素	10 μg	19～27	19～26	16～21
卡那霉素	30 μg	19～26	17～25	6
萘啶酸	30 μg	—	21～25	—
新霉素	30 μg	18～26	17～23	—
呋喃妥因	300 μg	—	20～24	—
青霉素 G	10 U	26～37	—	—
利福平	5 μg	26～34	8～10	—
链霉素	10 μg	14～22	12～20	—
磺胺	300 μg	23～27	22～26	6
四环素	30 μg	19～28	18～25	9～14
妥布霉素	10 μg	19～29	18～26	19～25
万古霉素	30 μg	15～19	—	—

4. 毒性噬菌体的溶菌作用：噬菌体是侵袭细菌、真菌等的微生物病毒，大多数噬菌体呈蝌蚪状，噬菌体具有严格的寄生性，只能在易感宿主的菌体内增殖，增殖的后果可将宿主细菌细胞裂解。若进行琼脂平板试验，噬菌体的这种溶菌作用可造成噬菌斑。根据噬菌斑的出现与否，可鉴定菌种及菌型，检查未知的细菌和防治某些疾病。

(1) 材料：

①菌种：大肠埃希菌、福氏志贺菌、伤寒沙门菌琼脂斜面 18～24 h 培养物，福氏志贺菌噬菌体。

②培养基：琼脂平板，肉汤培养基。

(2) 方法：

①将琼脂平板划分为 4 区，注明 1、2、3、4（如图 3-6）。

②分别以接种环取菌后，在 2、4 处涂布福氏志贺菌，1 处涂布大肠埃希菌，3 处涂布伤寒沙门菌，每处均涂布成圆形菌块。

③分别沾取 1 接种环的福氏志贺菌噬菌体加于 1、2 及 3 处的中央部分,另取 1 接种环的肉汤放在 4 处中央,切勿划开。

④37 ℃孵育 24 h 后取出观察,在 2 处的中央有一无菌生长的空斑,即噬斑(图 3-6),其余部位无此现象。

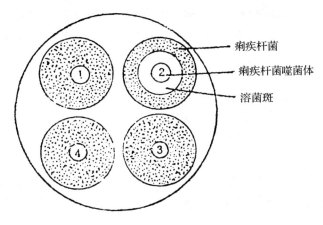

图 3-6 噬菌体的溶菌斑

(五)细菌素对细菌的作用

细菌素是某些细菌产生的一类抗菌物质,但作用范围狭窄,有一定的特异性,只对产生细菌素菌株有亲缘关系的细菌有作用。几乎所有的细菌都有一些菌株能产生细菌素,其中大肠菌素是研究得最早且较详细的一种。

细菌素的抑菌作用主要是依靠特异性受体吸附在敏感菌细胞上,通过抑制敏感菌的 DNA、RNA 和蛋白质的合成而发挥抑菌作用。

1. 材料:

敏感型大肠埃希菌(指示菌),大肠菌素产生菌,普通平板,肉汤,0.7%半固体等。

2. 方法:

(1) 把大肠菌素产生菌点种于普通琼脂平板上,37 ℃培养过夜。

(2) 用氯仿熏 1 h,以杀死寄生菌。

(3) 把指示菌接种于肉汤,37 ℃孵育 6 h,经 5 倍稀释后,吸出 0.1 mL 加于 3 mL 0.7%半固体(55~60 ℃)中,混匀,倾注于上述平板上层,待凝固后,孵育过夜。

(4) 结果在大肠菌素产生菌的点种周围出现透明圈,表明指示菌被大肠菌素杀死。

思考题

1. 化学消毒剂有哪几大类?作用机制如何?
2. 何谓抗生素?目前临床上最常用何种方法测定细菌对药物的敏感性?
3. 如何证明噬菌体的存在?

第七节 细菌的遗传变异

一、目的要求

1. 通过实验观察各种变异现象,理解变异的原因。

2. 验证 R 因子可以转移耐药性。

3. 了解细菌转化、转导、质粒 DNA 的提取及 F′质粒消除的操作过程。

二、实验内容

细菌同一般生物一样,也具有遗传性与变异性。细菌在一定的环境条件下,其性状相对稳定,能传给后代,维持其种属的特征,称为细菌的遗传性。由于环境因素改变或因内在遗传因素(即 DNA 所含基因)的变化,细菌的性状可以发生改变。前者为细菌的表现型变异,后者为细菌的基因型变异。

在基因型变异中,R 因子(又称抗药因子,是质粒的一种)常存在于某些耐药的革兰阴性肠道杆菌胞浆中,可通过接合而传递信息,使受传递的细菌发生耐药性变异。临床上有时需对某些细菌的耐药情况进行了解,常对分离到的细菌作药物敏感试验。体外测得的药敏试验结果可作为对患者治疗选用药物的参考。

(一) 细菌鞭毛的变异——H-O 变异

变形杆菌因有鞭毛,在普通培养基表面可形成特殊的迁徙生长现象,即从接种处向四周扩散生长。如果培养在含 0.1% 石碳酸培养基上,细菌就不能产生鞭毛,不形成迁徙现象而出现单个菌落。

1. 材料:普通变形杆菌琼脂斜面 18～24 h 培养物、普通琼脂平板和 0.1% 石碳酸琼脂平板培养基。

2. 方法:

(1) 分别在琼脂平板和 0.1% 石碳酸琼脂平板的边缘点种变形杆菌,勿将细菌划开。

(2) 37 ℃孵育 24 h 后,观察有无迁徙生长现象。

(二) 细菌的生理变异——菌落 S-R 变异

1. 材料:普通琼脂平板,光滑型(S 型)与粗糙型(R 型)大肠埃希菌液体培养物。

2. 方法:将 S、R 型大肠埃希菌分别接种于普通琼脂平板上,37 ℃培养 24 h 后,观察平板上菌落的差异,并加以描述。

(三) R 质粒介导产生的钝化酶测定

由 R 质粒控制的耐药性,其作用机制之一是:质粒基因能够经基因表达后产生可使抗生素失去或降低抗菌活性的酶即钝化酶。不少钝化酶在菌体内合成后可释放到菌体外。能合成钝化酶的耐药菌株在含药平板上培养时释出的钝化酶可使菌落周围培养基中抗生素失活,因此可以根据待检菌落周围是否出现敏感菌(指示菌)菌落的卫星现象进行有无钝化酶产生的初步测定。

1. 材料:

(1) 菌株:

① 待检菌:$pBR_{322}/C_{600}(Ap^r)$,$D_{15}/_{1485}(Cm^r)$。

② 指示菌:$E. Coli_{802}(Ap^s Cm^s Lac^-)$。

注:Cm—氯霉素,Ap—氨苄青霉素。

(2) 培养基:

① 含 Ap 中国蓝平板。

② 含 Cm 中国蓝平板。

2. 方法:

(1) 将指示菌 802 接种于 1 mL 肉汤中,37 ℃培养 18~24 h,稀释 5 倍后均匀涂布于 Ap、Cm 的中国蓝平板上。

(2) 等平板表面干燥后,用接种针挑取待检菌,点种于上述含药平板,37 ℃培养 18~24 h。

3. 结果:点种的待检菌菌落周围出现卫星样指示菌落时,说明该菌产生钝化酶。

(四) 细胞壁缺陷状态的观察

1. 材料:正常形态的炭疽杆菌标本片。经青霉素作用失去细菌壁而形成串珠状的炭疽杆菌标本片。

2. 方法:

(1) 将琼脂斜面上的炭疽杆菌 12 h 培养物移种到 20%兔血清肉汤 2 mL 中,37 ℃水浴孵育 6 h,然后加入青霉素(5 U/mL)0.2 mL,继续培养 1 h 后取样制成涂片镜检,若未见由膨胀的球形菌组成的"串珠",则继续培养,每隔 20 min 检查 1 次,直至发现"串珠"形成,终止培养。加甲醛固定(每毫升肉汤含甲醛 2%)。取 1~2 滴于载玻片上,用盖玻片复盖,周围用蜡封。

(2) 油镜观察炭疽杆菌正常与异常形状。

(五) R 质粒接合传递试验

细菌耐药基因位于质粒上或染色体上,或粒料和染色体上皆有。

有些耐药的细菌,特别是肠道杆菌,带有可传递的耐药性因子(resistance factor,R),这种耐药性质粒 DNA 可经细菌接合,由供体菌传给受体菌,使后者也获得相应的耐药性。本实验的供、受体菌各自单独在含氯霉素和利福平(Cm+Rifr)的选择培养基中国蓝平板上均不能生长。只有经接合,福氏志贺菌把耐药性质粒传给大肠埃希菌后,受体菌获得了供体菌的那些耐药基因,才能在中国蓝培养基上长出蓝色菌落。

1. 材料:

(1) 肉汤培养基、中国蓝平板内含 Cm 和 Rif(Cm20 μg/mL,Rif100 μg/mL)。

(2) 供体菌为多重耐药的福氏志贺菌 D_{15}、Sm^r、Cm^r、Tc^r(耐链霉素、氯霉素、四环素);受体菌为大肠埃希菌 $K_{12}W_{1485}$,Rif(耐利福平)。

2. 方法:

(1) 细菌活化:①将供、受体菌分别接种于中国蓝平板上,37 ℃过夜。②分别将两种菌转种于 1 mL 肉汤中,37 ℃培养 5~6 h。

(2) 接合:①吸取供、受体菌液各 0.2 mL 于 0.5 mL 肉汤中,37 ℃水浴中接合 2 h。②在含 Cm+Rif 的中国蓝平板上,按图 3-7 涂布 0.05 mL 接合菌、受体和供体菌,置 37 ℃培养过夜。

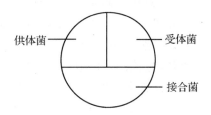

图 3-7 Cm+Rif 中国蓝平板种菌示意图

3. 结果:在 Cm+Rif 中国蓝平板上,供、受体菌均不生长。只有接合菌长出较大、不透明的蓝色菌落。

(六) 细菌转化试验

转化(transformation)于 1928 年由 Griffith 首先在肺炎链球菌中发现。它是受体菌直接吸收了供体菌游离的 DNA 片段(即转化因子),整合后发生遗传性状改变的过程。已获得转化的细胞称转化子。有几种转化形式:如细菌染色体 DNA 转化感受态细胞;质粒 DNA 转化感受态细胞;原生质体转化等。本实验采用大肠埃希菌质粒 DNA 转化大肠埃希菌感受态细胞的方法。在基因工程中,由于许多载体质粒来自 E. coli,而 E. coli 又是常用受体菌,因此了解 E. coli 转化过程非常有用。

供体菌转化因子 DNA 片段可以进入受体菌,但受体菌必须处于一种特殊的易于吸收 DNA 的生理状态即感受态,一般是处于对数生长期。此时用 $CaCl_2$ 低温处理,并辅以短时间 42 ℃高温处理,以促进受体菌对转化因子的吸收。已转化到受体菌的质粒 DNA 还可受到受体菌中限制性内切酶的切割破坏,故多采用内切酶缺失变种如 C_{600}、HB_{101}、X_{1776}、802 等作受体菌,使转化率提高。常用质粒 pBR_{322} 带有 Ap^r 和 Tc^r 基因,因此可以在加有 Ap 和 Tc 的培养基上筛选转化子。

1. 材料:

(1) 0.1 mol/L $CaCl_2$,灭菌盐水,灭菌蒸馏水。

(2) M_9 培养液:$Na_2HPO_4 \cdot 12H_2O$ 15 g,KH_2PO_4 3 g,NaCl 0.5 g,NH_4Cl 1.0 g,20% 水解酪蛋白 50 mL 加水至 1 000 mL,pH 7.4～7.6,103.4 kPa(1.05 kg/cm^2)20 min 灭菌。1 mol/L $MgSO_4$ 1.2 mL,0.1% 硫胺素 0.25 mL,20% 葡萄糖 2 mL,0.1 mol/L $CaCl_2$ 0.5 mL,分别分装,103.4 kPa(1.05 kg/cm^2)20 min 灭菌,加入上述液体。

(3) 含 Ap(100 μg/mL)和 Tc(40 μg/mL)的中国蓝平板。

(4) pBR_{322} 质粒 DNA,受体菌 E. coli $K_{12}C_{600}$(Ap^s、Tc^s)。

2. 方法:

(1) 将受体菌 C_{600} 种于 M_9 培养液三角烧瓶内,37 ℃振荡培养过夜。

(2) 吸 1 mL 菌液于 10 mL M_9 培养液中,37 ℃振荡培养 2 h。

(3) 将菌液迅速置冰浴 5 min 后,3500 r/min 离心 10 min,加入预冷的 10 mL 0.01 mol/L NaCl 洗菌再离心 1 次,弃培养液,收集菌体。

(4) 将菌体悬浮于预冷的 0.5 mol/L $CaCl_2$ 0.5 ml 中。

(5) 取 0.1 mL 菌液加入预冷的 0.14 mL 已用灭菌蒸馏水稀释的 DNA 液,使 DNA 终浓度为 1～3 μg/mL。同时设 2 个对照组,即一共 3 个组:

转化组:0.1 mL C_{600} 菌液+0.1 mL DNA。

受体对照组:0.1 mL C_{600} 菌液+0.1 mL $CaCl_2$ 液。

供体对照组:0.1 mL DNA+0.1 mL $CaCl_2$ 液。

(6) 分别置冰浴 30 min 后,42 ℃处理 4 min,再迅速置冰浴 1 h。

(7) 加入 2 倍体积的 M_9 培养液,37 ℃达 3 h。

(8) 分别从 3 个组吸 0.1 mL 涂布于含 Ap、Tc 的中国蓝平板,置 37 ℃ 24 h(对照组)和 48 h(转化组),选取转化子。

3. 结果:

(1) 转化率 = $\dfrac{\text{转化子总数}}{\text{DNA 加入量}}$ = 转化子/μg DNA

(2) 转化率 = $\dfrac{\text{转化子数}}{\text{活菌总数}} \times 100\%$,此为转化百分数。

以上两种方式均可表示细菌转化结果。

(七) 细菌转导试验

以噬菌体为媒介,将供体菌的遗传物质传递给受体菌,使受体菌基因发生改变的过程,称为转导(transduction)。转导分普通性转导和局限性转导两种,本实验介绍 λ 噬菌体转导大肠埃希菌 E. coli 局限性基因。这种方式只通过整合在供体菌染色体上的噬菌体,转导噬菌体脱离时只携带它相邻的宿主基因,因此被称为局限性转导。

在供体菌 E. coli K_{12} 菌株上,λ 噬菌体整合在染色体 gal 和 bio 基因之间形成紧密连锁。当此溶原菌受紫外线诱导后,约有 10^{-6} 个 λ 噬菌体携带了 E. coli gal 或 bio 基因脱离细菌染色体,成为缺陷型半乳糖转导噬菌体(λdefective galactose,λdg),经 λdg 转导是一种局限性转导,它感染了不能发酵半乳糖的受体菌后,就可使受体菌变为能发酵半乳糖的菌体,在选择培养基上可以筛选出转导子来。

1. 材料:
(1) PBS,pH 7.0～7.2。
(2) 氯仿。
(3) 1%琼脂,蒸馏水配制。
(4) 培养基:
①LB-肉汤液体和固体培养基(见附录Ⅱ)。
②加倍浓度的 LB-肉汤培养基(2E)。
③半乳糖 EMB 培养基:伊红 0.4 g,美蓝 0.06 g,半乳糖 10 g,蛋白胨 10 g,K_2HPO_4 2 g,琼脂 20 g 加蒸馏水至 1 000 mL。pH 7.0～7.2。
(5) E. coli 菌株溶原菌为 E. coli K_{12}(λ)gal^+;受体菌为 E. coli K_{12} Sgal^-。
2. 方法:
(1) λ 噬菌体的诱导裂解:
①取 1 环溶原菌接种于 5 mL LB 肉汤中置 37 ℃培养 16 h。
②吸 0.5mL 菌液加入 4.5 mL LB 肉汤三角瓶中,继续培养 4 h。
③将菌液移入离心管,3 500 r/min 10 min,弃上清后将沉淀物悬浮于 4 mL PBS 中。
④取 3 mL 菌悬液倾入平皿,经紫外线处理,15W,距离 40 cm,诱导 10 S。
⑤处理后即加入 3 mL 2E 肉汤培养基,置 37 ℃避光培养 3～5 h。
⑥吸出培养液离心 3 500 r/min 10 min,吸上清弃沉淀,加入氯仿 0.2 mL,剧烈振荡 0.5 min,待静止 5 min 后,小心吸出上清液即得 λ 噬菌体裂解液,供效价测定和转导用。
(2) 噬菌体裂解液效价测定:
因在转导时要求噬菌体与细菌感染指数之比大约为 1,所以要进行效价测定。
①取 1 环受体菌种于 5 mL LB 肉汤,37 ℃培养 16 h。
②吸 0.5 mL 培养物于 4.5 mL LB 肉汤培养液三角瓶内(剩余的留在转导试管中),继续培养 4 h。
③取含有 1%琼脂并熔化的半固体试管 4 支(3 mL/支),于每管加入上述指示菌 0.5 mL。置 45 ℃保温待用。
④将 λ 噬菌体裂解液用 LB 肉汤作 10 倍递增稀释至 10^{-7}。
⑤从 10^{-6} 和 10^{-7} 稀释管中分别吸 0.5 mL 加入上面半固体琼脂中搓匀,再分别倒入肉汤培养基平板中小心振荡混匀,凝固后置 37 ℃培养过夜,观察噬菌斑,并计算裂解液效价。
(3) 转导:
①点滴法:取 2 只半乳糖 EMB 平板,用记号笔按图 3-8 在平板底部画好。取 1 环培养过

夜的受体菌均匀涂抹2条菌带，37 ℃培养1～1.5 h。然后在圆圈和方格内滴加噬菌体裂解液，培养48 h观察结果。

②涂布法：取6只半乳糖EMB平板，其中2只各加0.1 mL裂解液作噬菌体对照，2只各加0.1 mL受体菌也作对照，2只加噬菌体裂解液各0.05 mL。6个平板用玻璃涂棒均匀涂开后，置37 ℃培养48 h。

3. 结果：

（1）观察每个平板的噬菌斑数，计算噬菌体裂解液的效价（噬菌斑数/mL），填入表3-4。

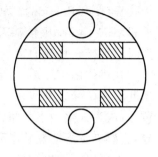

图3-8 点滴法范围

（2）观察两种转导方法的转导结果，计算转导频率（表3-5）。在滴有裂解液的受体菌条带上和受体菌+裂解液的平板上，呈现紫色而有光泽的菌落，即转导子菌落。

将混合液每个平板转导子平均数代入下列公式计算转导频率。

$$转导频率 = \frac{转导子数/mL}{噬菌体裂解液的效价} \times 100\%$$

表3-4 噬菌体裂解的噬菌斑数

裂解液溶度	噬菌斑数		噬菌斑数/mL（效价）
	平板1	平板2	
10^{-5}（0.5 mL）			
10^{-7}（0.5 mL）			

表3-5 两种方法的转导结果

转导方法	受体菌+裂解液		受体菌对照		裂解液对照	
	平板1	平板2	平板1	平板2	平板1	平板2
点滴法						
涂布法						

（八）细菌质粒DNA的提取

细菌质粒（Plasmid）是细菌染色体外的遗传物质，为双链共价闭合环状DNA（covalently colsed circular DNA，简称cccDNA），它是基因无性繁殖的运载工具，在遗传工程中起着重要的载体作用；提取细菌质粒DNA方法很多，如碱法、酸酚法、羟基磷灰石柱层析法、氯化铯密度梯度超速离心法和高温法等。它们各有特点，可根据具体需要和实验条件选择不同的方法。本实验采用快速、简便的高温法提取E. coli质粒DNA。闭合环状双链DNA分子，用酚溶液抽提后，可以被抽提到水相中。被抽提到的DNA在pH 8.0的电泳液中带负电荷，在电场作用下向正极泳动。在琼脂糖凝胶的分子筛作用和电场力的共同作用下，不同分子量和形状的核酸分子电泳速度各不相同，可在凝胶中形成不同的区带，从而将质粒分离出来。本实验的目的在于掌握一种细菌质粒的分离和纯化方法，掌握DNA琼脂糖凝胶电泳技术。

1. 材料：

（1）菌种：大肠埃希菌EC129。

（2）试剂：营养琼脂平板，TE缓冲液，溶菌液，苯酚-氯仿溶液，−20 ℃无水乙醇，电泳液，溴酚兰溶液,0.7%琼脂糖凝胶,EB溶液(见附录Ⅱ)。

(3)器材:稳压稳流电泳仪,卧式凝胶电泳槽,台式高速离心机,溶液混合器,55 ℃恒温水浴箱,可见/紫外检测仪,1.5 mL高速离心管,毛细吸管,微量加液量,方瓷盘,乳胶手套等。

2. 方法:

(1)细菌质粒提取:

①将大肠埃希菌EC129接种营养琼脂平板,37 ℃培养18～20 h,用灭菌生理盐水将菌洗下,配制成光密度OD_{280}=0.9的菌悬液(约12亿/mL);

②将上述菌悬液1.5 mL加到高速离心管内,15000 r/min离心2 min,倾去上清液;

③在离心管中加入50 mL TE缓冲液,用溶液混合器将沉积细菌重新悬浮,然后加入200 μL溶菌液,立即将离心管上下翻转4次将溶液混匀,置55 ℃水浴箱保温30 min;

④将离心管从水浴箱中取出,先加入100 mL TE缓冲液,再加入0.6 mL苯酚-氯仿溶液,然后将离心管上下轻柔翻转50次,再15000 r/min离心5 min;

⑤将离心管从离心机内轻轻取出,用毛细吸管吸取上层水相溶液,量取体积后移入另一洁净离心管中,并往管内加入水相溶液2倍体积量的-20 ℃无水乙醇,混匀后,离心管置-20 ℃冰箱2 h或过夜;

⑥将离心管从冰箱取出15000 r/min离心5 min,弃去上清液,沉淀即为DNA。

(2)制凝胶板(185 mm×120 mm×3 mm):

①将电泳槽水平放置,洁净玻璃板置于槽中间的平台上。接好电泳仪正负极;

②在玻板靠负极端的槽上架好样品梳,样品梳距玻璃板约0.5 mm,而距玻璃板端边约1 cm;

③融化0.7%琼脂糖凝胶70 mL,先用毛细吸管吸取少量胶液封边,再倾入其余胶液制板(不得有气泡)。待胶板凝结后,小心取下样品梳。

(3)加样:

①取电泳液100 mL,用双蒸水稀释至1000 mL,然后加入电泳槽中至液面高出胶板约1 mm时止。通电,电压为20 V,电流10 mA;

②将离心管中DNA沉淀物用40 mL电泳液溶解,然后再加入10 mL溴酚兰溶液,中间各孔加DNA样品。

(4)电泳:

加样完毕后,将电压调至40 V,电流12 mA。待样品全部进入胶板后,电压增至60 V,电流20 mA。当溴酚兰前沿出胶板后停止电泳(约10 h)。

(5)染色:

将玻璃板连同胶板一起取下置于方瓷盘内,倒入EB溶液500 mL,染色40 min。

(6)结果观察:

取出玻璃板和胶板,将胶板从玻璃板上移到可见/紫外检测仪的石英玻璃板上,开紫外灯观察结果。

在紫外光照射下,胶板上可以看见红色荧光区带或条带,即为核酸所在位置。细菌染色体DNA和RNA由于操作过程的机械剪切力作用,被切断成为线性小分子,其电泳区带在前面(靠正极端),且区带前沿不整齐,后面拖尾;而质粒DNA仍保持致密环状结构,其电泳区带在后面(靠负极端),电泳带窄细,前沿整齐、不拖尾。

注：由于溴化乙锭(EB)具有诱发突变的性能，因此，染色操作时要戴乳胶手套，避免与皮肤接触。

(九) F′质粒消除试验

1. 原理：

吖啶橙(AO)、溴化乙锭、十二烷基磺酸钠等一类化合物能够选择性地抑制细菌质粒 DNA 复制。若将带有 F 或 F′质粒的大肠埃希菌接种在含有一定浓度 AO 的培养液中，细菌细胞能正常分裂繁殖，而其所带的 F 或 F′质粒的复制受到抑制。因此，细菌在繁殖若干代后，其中另一部分细菌便失去了 F 或 F′质粒而成为 F⁻ 细菌。本实验所用大肠埃希菌，其 F′质粒上带有乳糖发酵基因(Lac^+)，而细菌染色体上缺失乳糖发酵基因，因而当细菌从 F′变成 F⁻ 细菌时，则从能发酵乳糖的细菌而变为不能利用乳糖的细菌。在中国蓝琼脂平板上，F′细菌发酵乳糖产酸而成为蓝色菌落，而 F⁻ 菌为无色或红色菌落，如此可简便地计算 F′质粒消除百分率。

2. 目的：掌握质粒消除的实验方法，加深对质粒性质的理解。

3. 材料：

(1) 菌种：大肠埃希菌 AS1.1030[F′lacZproA⁺B⁺, △(lac pro)supEthi]斜面培养物；

(2) 培养基：5 mL LB 培养液试管，LB 琼脂平板，中国蓝琼脂平板；

(3) AO 溶液(5000 μg/mL)；

(4) 灭菌微量加液器，灭菌 1 mL 吸管等。

4. 方法：

第 1 天：傍晚时分，用接种环挑取少量大肠埃希菌 AS1.1030 斜面培养物。接种于 5 mL LB 培养液中，37 ℃过夜。

第 2 天制备含 AO 的 LB 培养液：取 8 支灭菌 5 mL LB 培养液试管，编号，按表 3-6 用灭菌微量加液器无菌操作加 AO 溶液。

表 3-6　AO 溶液滴加法

试管编号	1	2	3	4	5	6	7	8
加 AO 溶液量(μL)	0	5	10	20	30	40	50	75
培养液 AO 浓度(μg/mL)	0	5	10	20	30	40	50	75

将过夜的大肠埃希菌培养液取出，无菌操作用 LB 培养液稀释至 10^{-5}，取这种稀释液接种上述 8 支试管，每支试管接种 0.1 mL 菌液，避光在 37 ℃培养过夜。

第 3 天：观察大肠埃希菌在含 AO 培养液中的生长情况，取有细菌生长而 AO 浓度最大的那支试管和 1 号试管(对照)分别稀释至 10^{-4}，然后分别密集划线接种 3～4 块 LB 琼脂平板，每块平板接种 10 mL 菌液，37 ℃培养过夜。

第 4 天：从上述 LB 平板上挑取经 AO 处理和未经 AO 处理的菌落各 50 个，分别点种于两块中国蓝琼脂平板上，37 ℃培养过夜。

第 5 天：取出中国蓝琼脂平板，分别对蓝色菌落(F′细菌)和无色(或红色)菌落(F⁻细菌)计数，并用下列公式分别计算经 AO 处理和未经 AO 处理的 F′质粒消除百分率：

F′消除百分率=(50－蓝色菌落数)/50×100%；

注：本实验成败的关键是：

(1) 含 AO 的 LB 培养液的 pH 一定要在 7.6；

(2) 含 AO 的 LB 培养液中细菌接种数要很少,一般要控制在每 mL 培养液接种数为 200~1 000 个细菌。

思考题:
1. 你认为本实验中变形杆菌的鞭毛变异属于遗传性还是非遗传性?
2. R 质粒在临床上有何实际意义?
3. 基因转移的方式有哪几种?各有何特点?

第八节　细菌的致病作用

一、目的要求
1. 通过实验比较细菌侵袭性酶类,内、外毒素的致病特点。
2. 了解鉴定肠产毒型大肠埃希菌的常用的测定办法。
3. 掌握检测热原质常用的测定方法。

二、实验内容
细菌的致病力包括侵袭力和毒素。前者是依靠酶的作用或形成荚膜或粘附素侵袭机体组织的能力。细菌所产生的酶有凝固酶、链激酶、透明质酸酶等。毒素有内、外毒素两种。通过实验了解透明质酸酶、外毒素和内毒素的致病作用及内毒素的测定方法。

(一) 透明质酸酶试验
1. 材料:家兔,透明质酸酶针剂,台盼蓝或印度墨汁,1 mL 注射器和针头,酒精棉球。
2. 方法:
(1) 剪去家兔背部两侧注射部位的毛并消毒。
(2) 将透明质酸酶用生理盐水作 1∶100 稀释,并与台盼蓝等量混合。
(3) 于家兔背部一侧皮内注射透明质酸酶与台盼蓝混合液 0.1 mL,另一侧注射盐水与台盼蓝混合液 0.1 mL 作为对照。注射时避免液体漏出,以免皮肤着色影响结果的观察。
(4) 注射 10 h 以后观察结果,比较两侧台盼蓝扩散范围的大小。

(二) 外毒素的致病作用
1. 材料:小白鼠,破伤风梭菌外毒素,无菌 1 mL 注射器和针头,酒精棉球。
2. 方法:
(1) 小白鼠 1 只,后腿肌肉内注射破伤风梭菌外毒素 0.2 mL。
(2) 注射后,次日观察结果,可见注射的下肢麻痹强直,有强直性痉挛,继而延及全身,动物全身痉挛,2 日内死亡。

(三) 内毒素的致病作用
1. 材料:伤寒沙门菌内毒素,小白鼠,无菌 1 mL 注射器和针头。
2. 方法:自小白鼠尾静脉注射伤寒沙门菌内毒素 1 mL,注射后约 7~8 h 用颈椎脱位使小白鼠死亡。解剖可见肠系膜血管、肾上腺充血,肝、脾淤血,严重者可有出血。

(四) 细菌热原质的检测
热原质是许多 G^- 菌和少数 G^+ 菌产生的一种多糖物质,能溶于水,耐高温,高压蒸汽灭菌 103.4 kPa(1.05 kg/cm^2),20 min 不被破坏。由于该物质注入人或动物体内能引起发热,故名热原质。药液及盛放器皿若被细菌污染,即可能有热原质,人对热原质非常敏感,极少量进入体内就能引起发热反应,因此临床使用的注射制剂在制备过程中除严格无菌操作外,出厂前也要严格检查,不可含有热原质,常用的检测方法有:

1. 家兔发热试验

应用一定量的测试品经静脉注射家兔,通过对家兔发热情况的判断,反映测试品中是否含有热原质,也能确定被检测的注射制剂是否符合国家药典的规定要求。

(1) 材料:

①测试品(可选用某注射剂、蒸馏水或 G^- 细菌培养上清液等)。

②家兔、肛表、注射器、6 号针头等。

(2) 方法:

①选 3 只体重 1.5~2 kg 的健康家兔,停食 1 h,用肛表分别测量肛温,间隔 1 h 连测 3 次,肛温在 38.5~39.6 ℃正常范围内,后两次肛温差小于 0.2 ℃的家兔即可供实验用,并取 3 次肛温平均值作为该兔正常体温。

②测温后 15 min 内,家兔耳静脉注射预温至 37 ℃的测试品,剂量按肌肉注射制剂取 1~2 mL/kg 兔体重,静脉输液制剂限 10 mL/kg 兔体重。

③注射后,每隔 1 h 测肛温 1 次,连测 3 次,取最高一次肛温减去正常体温,即为该兔的升温数。

(3) 结查与判断:

①3 只试验家兔中,有 2 只或以上,升温数≥0.6 ℃,即热原质阳性。

②若其中仅 1 只升温数≥0.6 ℃,或 3 只兔子升温数合计为 1.4 ℃以上时,应另取 5 只体温合格的家兔重复试验。

③复试的 5 只家兔,升温数≥0.6 ℃的兔子超过 1 只时,或初试和复试的 8 只家兔升温合计超过 3.5 ℃时,即热原质阳性。

④阳性结果表明,测试的注射剂中所含热原质超过药典规定,该注射剂不宜用于临床。

注:

①使用肛表(肛门温度计)时应涂凡士林,缓慢插入兔肛门约 6 cm 深,1.5 min 后取出,擦去粪便,记下读数。在此期间,固定兔子要合适,避免兔子躁动。

②每只兔子固定 1 只肛表,以减少误差。

③使用的注射器、针头、试管等,最好先在 180 ℃烤箱处理 2 h,以除去热原质。

2. 鲎试验

鲎是一种海洋节肢动物,血液中含有一种变形细胞,这种细胞裂解物可与微量细菌内毒素起凝胶反应,这是由于细胞裂解物中的一种酶被细菌内毒素中的脂多糖激活,使其蛋白形成凝胶。因此可利用此种反应检测内毒素。鲎试验具有快速、简便、灵敏等优点(目前上市的鲎试剂制品灵敏度可检测 0.1~1 μg/mL 的内毒素)。

(1) 材料:鲎试剂(即鲎变形细胞裂解物,冷冻干燥制品装于安瓿内)。标准内毒素。1 mL 吸管、灭菌蒸馏水。

(2) 方法:

①打开鲎试剂安瓿,加 0.1 mL 蒸馏水使之溶解。溶解后加 0.1 mL 标准内毒素于安瓿中。

②于另一支已溶解的鲎试剂中加 0.1 mL 蒸馏水作对照。
③轻轻摇匀后,垂直放于 37 ℃ 水浴箱中,1 h 后观察有无凝固。凝固为阳性,不凝固为阴性。

(五) 大肠埃希菌肠毒素试验

肠产毒型大肠埃希菌能引起婴幼儿及旅游者腹泻,严重病例可出现霍乱样腹泻,并能造成流行。产肠毒素能力与两种可传递质粒有关,一种编码 ST(耐热肠毒素)和 LT(不耐热肠毒素),另一种只编码 ST。由于在形态培养和生化反应特性上与一般大肠埃希菌无区别,因此,用检测肠毒素的方法来鉴别该菌。该型菌中有产生 ST 菌株,也有产生 ST 和 LT 的菌株,故一般分别检测 ST 和 LT 两种肠毒素。

1. LT 测定法

LT 可能是蛋白质,不耐热,65 ℃ 30 min 即被破坏。LT 在肠道可刺激小肠上皮细胞的腺苷环化酶,使 ATP 转变为 cAMP,促进粘膜细胞的分泌功能,使之产生大量肠液,引起腹泻。由于 LT 对家兔小肠的作用明显而又持久,故常用兔肠袢结扎法。

(1) 材料:
①肠产毒型大肠埃希菌肉汤培养液滤液(含 LT)、生理盐水、5%戊巴比妥钠。
②10 周龄健康家兔、注射器、小烧杯、天平、兔固定台和解剖器械等。

(2) 方法:
①家兔禁食 1 d,仰卧位固定于兔台上,耳静脉缓慢注入 5%戊巴比妥钠(按 0.5 mL/kg 体重),麻醉后剖腹取出小肠,自回肠末端开始,结扎 3 节段,每段长约 10 cm。
②向中间肠段注入生理盐水 2 mL,前、后两节肠段各注入细菌培养液 2 mL,关腹。
③18 h 后,再取出小肠,测量各节段的长度,并收集各肠段内的肠液称重,比较。

(3) 结果:
①注射细菌滤液肠段内液体明显增多。
②此项试验结果可以鉴定肠产毒型(LT)大肠埃希杆菌。

2. ST 测定法

ST 分子量较小,无免疫原性,耐热,经 100 ℃ 20 min 处理不被破坏,可以刺激小肠引起腹泻。但对家兔小肠作用较弱,维持时间仅 6 h 左右。乳鼠是 ST 唯一敏感动物,故常用乳鼠灌胃法,以肠重量和体重量之比来表明 ST 的作用。

(1) 材料:
①肠产毒型大肠埃希菌培养滤液(含 ST)、生理盐水。
②1~4 d 龄乳鼠、注射器、胃饲针头(或细塑料管)、小烧杯、天平、眼科剪、镊子等。

(2) 方法:
①取乳鼠 2 只编号。1 只经胃灌入生理盐水 0.1 mL,另一只灌入细菌滤液 0.1 mL,禁食 3~4 h。
②解剖乳鼠,取出全部肠子,称量乳鼠肠子重量与摘除肠道后其余部分重量,求其重量比。

(3) 结果:
肠重/肠重的比率:

0.09 以上	ST 阳性
0.07~0.09	ST 可疑
0.07 以下	ST 阴性

注：

(1) 灌胃材料中,可按每毫升加入1滴2%伊文蓝液,以指示正确灌入胃内。

(2) 本实验可用来鉴定产ST肠毒素大肠埃希菌。

思考题

1. 细菌产生的与致病相关的物质有哪些？在医学上有何重要意义？
2. 临床注射剂为什么要检测热原质？
3. 试比较内、外毒素的特性。

第九节　非特异性免疫

一、目的要求

验证课堂理论,进一步了解机体的非特异性免疫功能的机制。

二、实验内容

(一) 溶菌酶的测定

溶菌酶是正常体液与分泌液中所含的一种小分子碱性蛋白质,它能特异性地水解细菌细胞壁中的肽聚糖成分,从而导致细菌,尤其是革兰阳性细菌菌体崩溃、死亡。溶菌酶是非特异性免疫中一种重要的体液杀菌成分。

1. 材料：含有溶壁微球菌的琼脂平板,唾液（含有溶菌酶）,0.06 mol/L pH 6.4的磷酸盐缓冲液(PBS)；打孔器、针头、平板、毛细吸管。

2. 方法：

(1) 清水漱口后,稍待片刻,将唾液吐于平板内。

(2) 在含溶壁微球菌的琼脂平板上打孔,用针头挑出孔中琼脂。

(3) 用毛细吸管分别在各孔内滴加唾液与PBS（作为对照）,加时要仔细,不能使样品溢出孔外。

(4) 置室温(24~26 ℃)18 h后观察结果。阳性结果即在加唾液孔周围有一圈明显的溶菌圈,并测量溶菌圈的直径。

(二) 血清总补体量的测定(CH_{50})法

以绵羊红细胞为抗原与相应抗体（溶血素）结合后的复合物,在新鲜血清中补体的作用下,羊红细胞可被溶解,产生溶血现象。溶血的程度与血清中的补体量相关,因在50%溶血(CH_{50})附近时,溶血度与补体量之间呈直线关系,故以50%溶血作为终点观察的指标最为敏感。正常人血清中的总补体量保持一定范围,补体含量的变化常可为某些超敏反应性疾病与补体缺陷病的诊断与预后提供依据。

1. 材料：

(1) 溶血素,系用绵羊红细胞免疫家兔后所获得的抗体。

(2) 被检查者血清。

(3) 5%绵羊红细胞,使用前用生理盐水洗涤后,配成所需浓度。

(4) pH 7.4巴比妥缓冲液。

(5) 生理盐水,1.8% NaCl溶液,1 mL吸管,小试管等。

2. 方法：
(1) 按表 3-7 稀释被检血清及加各种试剂。

表 3-7 血清点补体量的测定

试管	1	2	3	4	5	6	7	8	9	10
缓冲液(mL)	—	0.2	0.2	0.2	0.2	0.2	0.2	0.2	0.2	0.2
病人血清(mL)	0.2	0.2	0.2	0.2	0.2	0.2	0.2	0.2	0.2	0.2↓
血清稀释度		1:2	1:4	1:8	1:16	1:32	1:64	1:128	1:256	1:512
缓冲液(mL)					各管 0.2					
溶血素(3 单位)					各管 0.1					
5%绵羊红细胞(mL)					各管 0.1					

2. 置 37 ℃作用 1 h 后，移至 4 ℃放 24 h。

3. 50%溶血标准管的配制：取 5%绵羊红细胞 1 mL，1000 r/min 离心 10 min，弃去上清，加入蒸馏水 0.5 mL 溶解绵羊红细胞。待完全溶解后加入 1.8%NaCl 0.5 mL，充分混匀后再加 5%绵羊红细胞悬液 1 mL，充分混匀，取上述混悬液 0.1 mL 加 pH 7.4 巴比妥缓冲液 0.5 mL，与标本同置 4 ℃24 h。

结果判断：50%溶血标准管与各稀释度试管用肉眼比色，颜色与标准管相同者即为终点。此管的稀释度乘以 5 即是标本的每毫升补体含量，血清总补体量的正常值为 80~160 U/mL。

(三) 吞噬作用

哺乳类动物与人类有专门的吞噬细胞，吞噬细胞有两大类，一类是小吞噬细胞，即血液中的嗜中性粒细胞；另一类即大吞噬细胞，它包括血液中的大单核细胞和固定在各器官组织中的巨噬细胞。这些细胞可通过阿米巴运动，吞噬病原微生物，并将其消灭，因此是机体防御功能的重要组成部分。

1. 小吞噬细胞的吞噬作用：

(1) 材料：碘酒、酒精棉球、三棱针、血色素吸管、每管含 0.025 mL 肝素的小试管(肝素浓度：250 μ/mL)、葡萄球菌悬液(6 亿个菌/mL)、玻片、瑞特-姬姆萨染液、甲醇。

(2) 方法：用碘酒、酒精棉球消毒耳垂部皮肤，用三棱针刺取耳垂血 0.2 mL，加入肝素管中，即刻摇试管防止血液凝固，然后加细菌悬液 0.1 mL，37 ℃水浴 30 min，推片，甲醇固定，瑞特法染色，待干，镜检，观察 100 个嗜中性粒细胞数，计数吞噬细胞的白细胞数与所吞噬的细菌总数，分别求出吞噬百分率和吞噬指数。

$$吞噬百分率 = \frac{吞有细菌的嗜中性粒细胞数}{100} \times 100\%$$

$$吞噬指数 = \frac{计数 100 个吞噬细胞中所吞噬的细菌总数}{100} \times 100\%$$

2. 大吞噬细胞的吞噬作用：

(1) 材料：豚鼠、鸡红细胞悬液、面粉或淀粉、无菌注射器及针头。

(2) 方法：

①取面粉或淀粉一份加水 20 mL，煮沸成稀薄溶液，用注射器吸取 6 mL，由腹腔注入豚鼠体内。

②次日重复注入淀粉溶液 6 mL,经 1 h 后再腹腔注入 3 mL 洗涤过的鸡红细胞悬液。

③血细胞注入后经 1 h,用注射器抽取腹腔渗出液,制作涂片,使其自干,用瑞特法染色即成。

④同上法,每隔 30 min 做 1 次腹腔液涂片,染色镜检。

[附]

(1) 瑞特染液配制:称取瑞特染料 0.1 g 溶于 60 mL 甲醇中,过滤,贮褐色瓶中备用。

(2) 鸡红细胞悬液的制备:用注射器从鸡翅膀静脉内取血数毫升,加入含枸橼酸盐溶液的试管中,摇匀,离心沉淀,沉淀的红细胞用生理盐水洗涤 3 次即成。

四、血脑屏障的作用

血脑屏障由软脑膜、脉络膜、脑毛细血管及星状胶质细胞等组成,这些部位的组织结构致密,血液中的病原微生物或某些化学品通常不易透过,从而可以保护中枢神经系统免受损害。

1. 材料:小白鼠、动物解剖器械、1%台盼蓝、注射器及针头。

2. 方法:

从小白鼠尾静脉注射 1%台盼蓝 0.7 mL,经 2 h 后观察动物皮肤颜色的变化。将动物置于密闭玻璃缸内使之窒息死亡,并进行解剖。自背部从头至尾沿中线剪开皮肤,分离肌肉,小心剖开头骨和椎骨,暴露脑膜及脊髓膜,切开脑髓,观察脑髓及脑膜、脊髓的颜色,注意与皮下组织及内脏颜色比较。

结果可见皮下组织及内脏均呈蓝色,而脑髓、脊髓和脑膜无色。

思考题

1. 溶菌酶杀菌机制是什么?怎样使它对 G^- 细菌也发挥作用?

2. 溶菌酶的溶菌圈、药物抑菌试验中抑菌圈和噬菌体的噬菌斑三者的现象和本质有何异同点?

3. 吞噬细胞在机体的非特异性免疫与特异性免疫中所起的作用是什么?

4. 补体和抗体有何不同?

第十节 抗原抗体反应

一、目的要求

1. 了解抗原抗体在体外发生反应的条件。

2. 熟悉凝集反应、沉淀反应的概念,学会常用血清学反应的操作及结果判断。

二、实验内容

颗粒性抗原(细菌或红细胞悬液)与相应抗体在电解质参与下相互作用,当两者比例适当时,可形成肉眼可见的凝块,称为直接凝集反应。若将可溶性抗原吸附到颗粒性载体上,再与相应抗体作用也可出现凝集反应,称为间接凝集反应。

直接凝集反应是玻片和试管两种方法。玻片法操作简便,结果出现迅速,但只能作定性试验,常用已知抗血清作未知细菌或细胞的鉴定。试管法操作较复杂,结果需置 37 ℃ 过夜才能判定,但可将血清作不同稀释,用作抗体量的测定,常用已知抗原(如细菌)测定患者血清中有无相应抗体及其含量多少。

可溶性抗原（血清、毒素、细菌浸出物等）和相应抗体相遇，在电解质参与下，当两者比例适当时，可形成肉眼可见的沉淀物或沉淀反应。

沉淀试验可在试管内进行，也可在琼脂板上操作。用琼脂板法进行的沉淀试验应用普遍，种类很多，是目前免疫学领域内最常用、最基本的方法之一。

（一）玻片凝集试验

1. 材料：福氏志贺菌斜面培养物、抗福氏志贺菌血清、玻片、生理盐水。
2. 方法：

（1）将载玻片分为两区，在左右两区分别加生理盐水1环。

（2）用接种环从斜面上取菌，分别加入2环盐水中研磨均匀，取菌不宜过多。

（3）左侧加抗血清，不断研磨，经1~2 min，如加抗血清侧，细胞凝集成团，出现小颗粒，而对照菌液仍均匀混浊，即为凝集阳性（对照侧出现凝集为假阳性，说明细菌本身有自凝现象，结果无效）。操作时，注意勿使液滴干燥，妨碍观察，更应注意液滴不可过大，避免带菌液体碰到手上，防止实验室感染。

（二）试管凝集试验

1. 材料：伤寒沙门菌菌液（鞭毛抗原-H，菌体抗原-O），伤寒沙门菌免疫血清，生理盐水，试管，吸管等。
2. 方法：

（1）取试管4支，置于试管架上，编号。

（2）按表3-8在各管中加入菌液、免疫血清等，混匀。

表 3-8 试管凝集试验

管 号	1	2	3	4
生理盐水（mL）	—	0.5	—	0.5
血清（mL）	0.5	—	0.5	—
菌液（mL）	"H" 0.5	"H" 0.5	"O" 0.5	"O" 0.5

置37 ℃水浴箱内2~4 h，取出室温过夜后观察结果。

3. 结果观察注意点：

（1）观察结果时，从试管架中拿出观察底部，注意勿振摇试管以免凝块摇散。

（2）先观察不加血清的试管，此管中细菌应不发生凝集，但在管底有一整齐的圆团，液体均匀混浊。然后依次观察试验管。

（3）"H"和"O"凝集的区别："H"凝集是鞭毛抗原与相应抗体所形成，凝块疏松，呈絮状沉于管底，似絮团浮于液体中；"O"凝集系菌体抗原与抗体作用所形成，凝块致密，贴于管底。轻击管底，呈颗粒状。

（三）对流免疫电泳

带电的胶体颗粒可在电场中移动，移动方向与胶体颗粒所带电荷有关。抗原pH 8.6的缓冲液中带负电荷，故从阴极向阳极移动，抗体为球蛋白，分子较大，移动较慢，因电渗关系而向阴极倒退，当抗原与抗体在两孔间相遇时，在两者比例适当的区域内形成白色沉淀线。此种双向扩散基础上加电泳的方法称对流免疫电泳。由于抗原、抗体在电场中定向移动，限制了抗原抗体多方向自由扩散的倾向,因而提高了试验的敏感度,而且沉淀线出现较快,可在 1 h 内观察结果,故可作为快速诊断。

1. 材料:待检人血清,免抗人血清,牛血清;0.06 mol/L 及 0.03 mol/L、pH 8.6 的巴比妥缓冲液;电泳仪,电泳槽,打孔器;毛细吸管,载玻片等。

2. 方法:

(1) 用 0.03 mol/L pH 8.6 的巴比妥缓冲液配制 1.2%～1.5%琼脂,4 ℃保存备用,实验前于水浴中加热溶化琼脂,用吸管将溶化的琼脂直接加到载玻片上,至载玻片 4 个角上的琼脂饱满。

(2) 待琼脂凝固冷却后,于琼脂上打两排孔,孔间距 4 mm。

(3) 用毛细吸管在孔中分别加入人血清和抗人血清,留一孔加牛血清为阴性对照。加样时注意样本不要溢出孔外。

将琼脂玻片置电泳槽上,加抗原的孔置阴极端,加抗体的孔置阳极端。琼脂板两端分别用 4 层湿纱布与缓冲液相连(电泳槽内的缓冲液为 0.06 mol/L pH 8.6 的巴比妥缓冲液),接通电源,控制电流在 4 mA/cm 如:一块载玻片宽 2.5 cm,应控制电流达 10 mA。通电 1～2 h。

(5) 电泳完毕,切断电源,取出载玻片,在相应的抗原抗体两孔间可见白色沉淀线。

思考题

1. 凝集反应中电解质的作用是什么?
2. 何谓血清的凝集效价?
3. 沉淀反应操作时,稀释抗原而不是稀释抗体,为什么?

第十一节 免疫标记技术

一、目的要求

了解常用的三大免疫标记技术及其标记物,熟悉各自的优缺点及结果观察。

二、实验内容

抗原-抗体反应具有很高的特异性,在实验室、临床各方面应用很广,但是凝集、沉淀等直接观察抗原-抗体反应的方法灵敏度不够高,这就限制了其应用。如果在抗原或抗体上结合某种物质作为标记,在抗原-抗体反应发生后,再测定标记物的存在及其数量的多少以反映免疫反应的强弱,这就可以大大提高检测灵敏度。这种方法称为免疫标记技术,常用的标记物有荧光素、酶和放射性核素。

(一) 免疫荧光技术

将荧光素(常用异硫氰酸荧光黄)与某种特异性抗体(原)以化学方法共价结合制成荧光抗体(原),这种标记了的抗体(原)仍保持着原来的免疫反应特性,遇到相应的抗原(体)时,便能发生高度特异的结合反应。实验室通常采用已知荧光抗体检测标本中的未知抗原。将荧光抗体滴加在待测标本上,如遇相应抗原,则因抗原-抗体结合,借助荧光显微镜紫外线的激发,荧光素发出可见荧光而被辨认,从而确定抗原的存在及其所在部位。

免疫荧光技术的优点在于能比较快速地测出少量抗原(体)并可了解其在组织或细胞内的定位和分布。此法可用于细菌的快速鉴定,T、B 淋巴细胞鉴别及病理切片的检查等。实验的方法有直接法和间接法。

直接法是直接用荧光抗体检测标本上相应的抗原,由于抗原-抗体复合物的形成,使抗原具有了产生荧光的新性能。此法由于必须对每种待测的抗原分别制备相应的荧光抗体,实际上这是办不到的,因此应用较局限。

间接法分两个步骤,首先在标本上加特异性抗体,使其与标本上抗原形成抗原-抗体复合物;然后加上标记荧光素的抗抗体,形成第2层抗原-抗体复合物,使抗原具有特异性荧光。因特异性抗体多为IgG,因此只要用IgG免疫另一种动物,便能得到抗IgG的抗体。不管IgG的抗原特异性如何,这种抗抗体都能与IgG结合,这样就大大简化了荧光抗体的标记工作。所以间接法比直接法适用范围更广。

1. 间接免疫荧光法检查福氏志贺菌

(1) 材料:

①福氏志贺菌固体斜面12 h培养物。

②甲醇。

③pH 8.0磷酸盐缓冲液(PBS)。

④兔抗福氏志贺菌免疫血清。

⑤羊抗兔IgG荧光免疫血清。

(2) 方法:

①将福氏志贺菌培养物用生理盐水洗下,配成1.8×10^9/mL左右的浓度,取一接种环置于玻片上,自然干燥。

②加甲醇盖于涂菌处,固定细菌,待干。

③加一定稀释度的兔抗福氏志贺菌免疫血清,置于湿盒内37 ℃ 30 min。

④用PBS洗去未结合的免疫血清,待其基本干燥。

⑤再滴加羊抗兔IgG荧光免疫血清,置于湿盒内37 ℃ 30 min。

⑥再用PBS洗去未结合的荧光免疫血清。

⑦用荧光显微镜油镜观察。

⑧按同样方法,以大肠埃希菌作对照。

(3) 结果:

±稍能见荧光,但模糊不清(阴性反应)。

+有荧光但无鲜明绿色,菌晕不清(弱阳性反应)。

++有荧光,呈黄绿色,但亮度较弱,菌周有亮晕,中有黑芯(阳性反应)。

+++明亮黄绿色荧光,菌周有亮晕,中有黑芯(强阳性反应)。

(二) 免疫酶技术

免疫酶技术是抗原-抗体的免疫反应和酶的高效催化作用有机结合起来的灵敏度很高的测定方法。与荧光技术相似,抗体(原)与酶结合后,并不改变本身的免疫学特性,遇到相应的抗原(体)时,仍能发生特异的结合反应,然后加入底物,抗原-抗体复合物上的酶可催化无色的底物反应产生颜色,颜色的深浅与酶活性成正比,同时也反映了抗原-抗体反应的强度。此法可用于颗粒性抗原或可溶性抗原的检出,也可作病理切片的检查等。实验的方法有直接法、间接法和补体法等。

酶联免疫吸附试验(ELISA),反应在聚苯乙烯微孔塑料板中进行,先将已知的抗原(体)吸附在微孔中,再加入待测的抗体(原),待抗原抗体在孔中形成复合物,洗去多余抗体(原),再加入酶标记的抗抗体使其与孔中的抗原-抗体复合物结合,洗去多余酶标抗体,最后加入底物,在酶作用下底物显色,将微孔板置于专用分光光度计上比色,可作定量分析。此法标本用量少,可测标本多,测定速度快。

1. ELISA 检测乙型肝炎表面抗原

(1) 材料:

①羊抗 HBsAg 的 IgG 抗体。

②包被液:pH 9.6 碳酸缓冲液,4 ℃保存,2 周内应用。

③被检血清、阳性血清、阴性血清。

④稀释液:pH 7.4 PBS-Tween 20,4 ℃保存。

⑤洗涤液:pH 7.4 0.02 mol/L Tris HCl 缓冲液。

⑥辣根过氧化物酶标记的羊抗 HBsAg-IgG(以下简称酶结合物)。

⑦底物-邻苯二胺溶液(O-phenylenediamine,OPD):OPD 4 mg 溶于 10 mL 磷酸盐-柠檬酸缓冲液,再加入 30% H_2O_2 6 μL,临用前配制。

⑧终止液:2 mol/L H_2SO_4 溶液。

⑨聚苯乙烯微量培养板(简称塑料板)。

(2) 方法:

①包被抗体:用包被液将羊抗-HBsAg 作适当稀释,加入塑料板 1~8 孔中,每孔 0.2 mL,置冷盒中 4 ℃过夜。

②洗涤:倒尽塑料板各孔中液体,加满洗涤液,置 5 min。反复洗涤 3 次,最后将板倒置吸水纸上,使各孔中洗液基本上流尽。

③加被检血清:用稀释液将被检血清、阳性血清、阴性血清均作 1∶100 稀释,第 1、2 孔加被检血清,第 3、4 孔加阳性血清,第 5、6 孔加阴性血清,第 7、8 孔加稀释液,每孔 0.2 mL,置湿盒中,37 ℃ 1.5 h。

④洗涤:用毛细吸管吸出每孔液体,加满洗涤液,置 5 min,反复洗涤 3 次,最后尽量将每孔液体吸干。

⑤加酶结合物:用稀释液将酶结合物作适当稀释,每孔加 0.2 mL,置湿盒中 37 ℃ 1.5 h。

⑥洗涤:同上述方法。

⑦加底物:每孔 0.2 mL,置室温暗处 30 min。

⑧加终止剂:每孔 0.05 mL,肉眼观察颜色反应,棕黄色为阳性;或在分光光度计 492 nm 读光密度,以第 7、8 孔液体调整零点,分别记录 1、2 孔,3、4 孔,5、6 孔的数值,阳性读数与阴性读数比值(P/N)>2.0 有意义。

(三) 放射免疫技术

放射免疫分析(RIA)是一种放射性核素技术与免疫化学技术相结合的检测方法,可在体外测定超微量(10^{-10}~10^{-9} g)的物质,它兼有放射性核素技术的高灵敏度和免疫反应的高特异性两大特征。

常用的标记放射性核素有^{125}I、^{131}I、^{3}H、^{14}C、^{32}P 等,要求既敏感又有适当的稳定性,标记后抗体活性不变。各种放射性核素可产生不同的射线,因此测试时应选用适当的检测仪器如 γ 计数仪、液体闪烁仪等来检测抗原-抗体复合物上结合的核素的放射强度,并由此推算出免疫反应的强弱,也可让射线使胶片感光,再经显影、定影后观察放射强度。

放射免疫方法很多,有饱和分析法、放射火箭电泳和自显影法等。

放射免疫技术的优点是灵敏度极高,可测出每毫升含 ng 甚至 pg 的水平含量,缺点是检测时需要较为复杂昂贵的仪器设备,实验过程中又会产生放射性核污染。

1. 竞争抑制法测定血清甲胎蛋白(AFP)

竞争抑制法是饱和分析法的一种,基本原理是标记的 AFP 与标本中的 AFP 一起与抗体反应时,能相互竞争,若标本中 AFP 较多,标记 AFP 与抗体形成的复合物量就较少,反之则较多,即标本中 AFP 含量与 ^{125}I AFP-抗体复合物的多少成反比。

(1) 材料:

①^{125}I-AFP:10 000~15 000 cpm/0.1 mL。

②标准 AFP:0、20、50、100、200 和 400 ng/mL。

③马抗人 AFP 血清(第一抗体)。

④羊抗马 IgG(第二抗体)。

⑤1% 正常马血清,用 pH 7.6 的 0.04 mol/L 磷酸冲液稀释。

⑥被检血清。

(2) 方法:

按表 3-9 在试管中加入各种试剂。

测定放射性强度时,分别用井型闪烁计数器测量总反应液计数率(T)及沉淀计数率(B)。在标准曲线组中第 1 管的标准 AFP 液为 0 ng/mL 者为抗体最高结合率,B/T 值一般为 50%~70%。

AFP 放射免疫测定(加量以 mL 计)

表 3-9 竞争抑制法测定 AFP

(AFP 含量 ng/ml)	标准曲线组						受检组
	0	20	50	100	200	400	
标准 AFP	0.1	0.1	0.1	0.1	0.1	0.1	
受检血清							0.1
第一抗体	0.1	0.1	0.1	0.1	0.1	0.1	0.1
^{125}I-AFP	0.1	0.1	0.1	0.1	0.1	0.1	0.1
1%马血清	0.6	0.6	0.6	0.6	0.6	0.6	0.6
混匀,置 25~30 ℃,18~24 h							
第二抗体	0.1	0.1	0.1	0.1	0.1	0.1	0.1

混匀,放置 25~30 ℃ 1 h,出现明显絮状沉淀,3 500 r/min,离心 25 min,先测总放射性强度(T),弃去上清后再测沉淀的放射性强度(B)。

各管结合率(%) = $\frac{B}{T} \times 100\%$

将各标准管测得的结合率为纵坐标,相应的 AFP 浓度为横坐标,绘制成标准竞争抑制曲线。用受检血清的结合率查标准曲线,即得血清标本中的 AFP 值。

AFP 放射免疫测定的范围是 0~400 ng/mL,最敏感范围为 0~100 ng/mL,超过 400 ng

既不敏感又不准确,因此若标本中 AFP 值高于 400 ng/mL 时,需用标准 AFP(0 ng/mL)进行稀释,稀释的浓度最好在 0~100 ng/mL 范围内,然后乘以稀释倍数即为受检血清中的 AFP 浓度。

思考题

1. 何谓免疫标记技术?常用的免疫标记法有哪些?
2. 抗体标记荧光素技术的原理是什么?荧光抗体染色的原理又是什么?
3. ELISA 法有哪些?基本步骤如何?怎样进行结果判断?
4. 何谓放射免疫测定法?放射免疫测定的特点是什么?

第十二节 化脓性球菌

一、目的要求

1. 通过实验,识别化脓性球菌各自的形态特征。
2. 掌握鉴别三种葡萄球菌的方法。
3. 熟悉抗溶血素"O"试验的原理、方法、结果判断及用途。
4. 了解化脓性球菌未知标本的检查程序。

二、实验内容

(一)葡萄球菌

1. 观察金黄色、白色、柠檬色 3 种葡萄球菌在普通琼脂平板上的菌落性状(注意其大小、形状、透明度及颜色)。
2. 观察金黄色葡萄球菌在血液琼脂平板上的溶血情况。
3. 凝固酶试验(玻片法):
(1)取载玻片 1 张,加 1 滴生理盐水。
(2)取血液琼脂平板上的葡萄球菌菌落混悬于玻片上的生理盐水内。
(3)于细菌悬液内加入兔血浆 1 滴,混匀。
(4)数秒钟后观察结果,若细菌凝集成块时为阳性,无凝集则为阴性。

(二)链球菌与肺炎链球菌

1. 观察甲型、乙型溶血性链球菌及肺炎链球菌在血平板上的菌落状态、大小及溶血情况,在血清肉汤中的生长情况。
2. 胆汁溶菌试验
(1)取小试管 4 支。
(2)按表 3-10 分别加入各成分后,置 37 ℃水浴箱 15~20 min,观察结果。阳性者,液体澄清;阴性,液体仍为混浊。

表 3-10　胆汁溶菌试验各试剂加入量

管号	1	2	3	4
生理盐水 mL	—	0.2	—	0.2
10%胆盐 mL	0.2	—	0.2	—
肺炎链球菌液 mL	0.8	0.8	—	—
甲型链球菌菌液 mL	—	—	0.8	0.8

3. 患者血清抗溶血素 O(SLO)的测定(示教)

(1) 被检血清经 56 ℃ 30 min 灭活后,作 1:500 稀释。

(2) 取 3 支洁净试管,按表 3-11 加液体。

表 3-11　SLO 测定程序

管号	1	2	3
1:500 患者血清 mL	1.0	0.8	0.6
pH 6.5 缓冲液 mL	—	0.2	0.4
还原溶血素 mL	0.5	0.5	0.5
摇匀后置 37 ℃水浴箱 15 min			
5%兔红细胞悬液 mL	0.5	0.5	0.5
摇匀后置 37 ℃水浴箱 45 min			
抗体单位	500	625	833

(3) 从 37 ℃水浴箱取出后,再放入冰箱中 0.5 h,观察红细胞是否溶解,以红细胞完全溶解的前一管为该血清的抗体单位。

(三) 脑膜炎奈瑟菌(示教)

观察流行性脑膜炎脑脊液沉渣染色片,注意其在细胞内的排列。

(四) 淋病奈瑟菌(示教)

观察尿道脓汁分泌物革兰染色片,注意其在中性粒细胞内外的排列。

(五) 化脓球菌未知标本检查简图

见图 3-9。

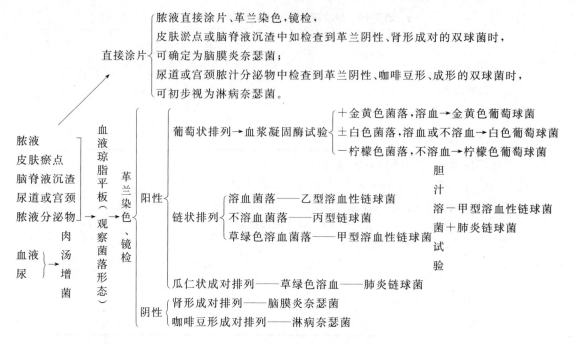

图 3-9 化脓球菌未知标本检查方法

思考题

1. 为什么对葡萄球菌的细菌学检测一定要作致病性鉴定？最常用的是哪种方法？
2. 抗溶血素"O"效价升高说明什么问题？为什么？
3. 如何鉴别肺炎链球菌与甲型溶血性链球菌？
4. 化脓性球菌中哪两种病原菌革兰染色为阴性？

第十三节　肠道杆菌未知标本的检查

一、目的要求

1. 熟悉使用选择培养基来分离培养细菌，认识肠道杆菌主要的鉴别培养基。
2. 了解肠道未知标本的检验程序。
3. 熟悉与肠道杆菌未知标本检测有关的生化反应及其结果判断。

二、实验内容

（一）认识肠道杆菌主要的鉴别培养基

1. S.S.琼脂平板

用于分离粪便中致病的肠道杆菌,其中含胆盐及煌绿为抑制剂,可抑制 G^+ 杂菌及大肠埃希菌的生长；中性红为指示剂,能分解乳糖的细菌则因产酸菌落而呈红色,不分解者呈微黄色菌落。

2. 克氏双糖铁培养基

其中含酚红指示剂,细菌分解葡萄糖和乳糖,产酸,则培养基中的指示剂变黄；若仅分解葡萄糖而不分解乳糖则培养基底层变黄色,上层斜面部分不变色,产气者培养基中发生气泡。细菌能分解培养基中蛋白质产生 H_2S 者,底层变黑色。

(二)常见的生化反应

1. 区别致病性与非致病性肠道杆菌在 S.S. 琼脂平板上的菌落特点。
2. 克氏双糖铁培养基:注意斜面与底层糖分解的情况及是否产生 H_2S。
3. 糖发酵管:区别不发酵、产酸产气、产酸不产气 3 种情况。
4. 半固体:区别有动力及无动力两种情况。
5. 蛋白胨水:加入克氏试剂后,观察是否产生吲哚。
6. 尿素培养基:区别分解尿素及不分解尿素。

(三)肠道杆菌未知标本检查步骤

见图 3-10。

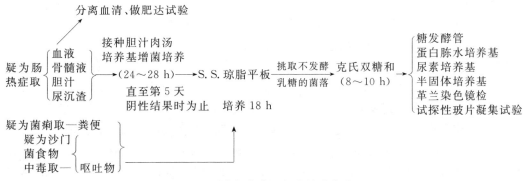

图 3-10　肠道杆菌未知标本检查步骤

(四)分离肠道致病菌

将发下的粪便材料接种于 S.S. 琼脂平板上,于 37 ℃温箱孵育 18~24 h,接种方法如下:

1. 涂粪便材料于平板边缘部(图 3-11A)。
2. 烧灼接种环,冷却后取平板边缘部材料连续划平行线(图 3-11B)。

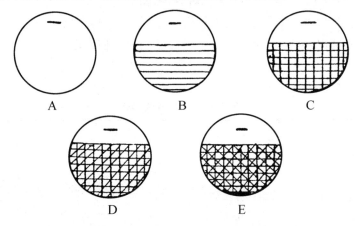

图 3-11　分离肠道的病菌时的接种方法

3. 烧灼接种环,冷却后划平行线垂直交叉于第一次线上(图 3-11C)。
4. 烧灼接种环,冷却后划斜线(如图 3-11D、E)。

思考题

1. 什么叫选择培养基？举例说明。
2. 志贺菌与伤寒沙门菌在半固体、克氏双糖铁培养基中生长表现有何不同？
3. 是否由染色镜检、分离培养和生化反应三大项试验即可鉴别确定为何种病原菌？为什么？

第十四节 肠热症的血清学检查——肥达试验

一、肥达试验

用已知的伤寒沙门菌 O、H 抗原，甲、乙型副伤寒沙门菌的 H 抗原(PA、PB)与患者血清做定量试管凝集试验，测量相应的抗体含量，用以辅助诊断肠热症。

1. 材料：华氏管、生理盐水、菌液、病人血清。
2. 方法：

(1) 取清洁华氏管 28 支，列成 4 排，每排 7 支，各排之第 1 管分别标明 TO、TH、PA、PB。

(2) 用吸管吸取生理盐水加入各管中，每管 0.5 mL。

(3) 用吸管吸取 1:10 稀释之患者血清加入每排第 1 管内，各 0.5 mL，血清被稀释为 1:20。

(4) 每排均以下法进行血清稀释：用吸管在第 1 管内上下混匀 3 次，然后吸 0.5 mL 放入第 2 管内，如前法混和，吸出 0.5 mL 至第 3 管中，依次操作至第 6 管，弃去 0.5 mL，第 7 管内不加血清，作为抗原对照。

(5) 另用吸管吸取 TH_{901} 菌液加于第 1 排各管内，每管 0.5 mL。

(6) 另用吸管吸取 TO_{901} 菌液加于第 2 排各管内，每管 0.5 mL。

(7) 另用吸管吸取 PA 菌液加于第 3 排各管内，每管 0.5 mL。

(8) 另用吸管吸取 PB 菌液加于第 4 排各管内，每管 0.5 mL。

(9) 振摇均匀后，置 37 ℃ 水浴箱或温箱内过夜，次日观察结果。

(10) 记录凝集情况，并写出凝集效价及最后诊断，以使凝集呈"++"反应的血清最高稀释度为其凝集效价。

列举一排操作法如表 3-12 所示。

表 3-12 肥达试验操作

管 号	1	2	3	4	5	6	7
生理盐水(mL)	0.5	0.5	0.5	0.5	0.5	0.5	0.5
1:10 病人血清(mL)	0.5	0.5(1)	0.5(2)	0.5(3)	0.5(4)	0.5(5) (弃去 0.5)	—
菌液(mL)	0.5	0.5	0.5	0.5	0.5	0.5	0.5
血清最后稀释度	1:40	1:80	1:160	1:320	1:640	1:1 208	

37 ℃ 水浴箱 2～4 h 取出，室温过夜或 37 ℃ 温箱内过夜

[附] 记录凝集标准：

"卌"表示完全凝集，管内液体澄清，凝集块全部沉于管底。

"++"表示部分凝集,部分细菌凝集而沉淀,上层液仍显混浊。

"+"表示小部分凝集,液体呈混浊现象,管底有少量细菌凝块。

"-"表示无凝集,管内液体和对照管同样混浊。

思考题

肥达试验的原理是什么?在临床上有何意义?在分析试验结果时应考虑哪些问题?

第十五节　白喉棒状杆菌

一、目的要求

1. 通过革兰染色及阿培脱染色,识别白喉棒状杆菌的形态特征。
2. 通过观察 Elek 平板毒力试验判断所培养的白喉棒状杆菌是否产生毒性。

二、实验内容

(一) 白喉棒状杆菌的形态及染色法

1. 自吕氏血清斜面上挑取菌苔做两张涂片。
2. 一张做革兰染色。
3. 另一张做阿培脱染色:
(1) 甲液染 5~8 min 后水洗。
(2) 乙液染 1 min 后水洗,吸干,镜检。
4. 注意菌体形态、排列及有无异染颗粒。

(二) 观察白喉棒状杆菌在吕氏血清斜面、血琼脂平板及血碲盐平板上的菌落特点

(三) 体外毒力试验(示教)——平板试验法

1. 取 Elek 培养基 14 mL 加热溶化,冷至 45 ℃时加入无菌马血清(或兔血清)2 mL,立即摇匀后倾注于无菌平皿中。

2. 趁琼脂尚未凝固时,将浸有白喉抗毒素的滤纸条放于平板中央,凝固后,置 37 ℃温箱中 1~2 h 使其表面干燥。

3. 将待检的白喉棒状杆菌及已知有毒力的白喉棒状杆菌(阳性对照)分别与滤纸条成垂直方向平行划线接种(接种量宜多)。

4. 置 37 ℃温箱中孵育 24、48、72 h 后观察结果。若细胞产生毒素,则在离滤纸约 1 cm 处可出现向外斜出的白色沉淀线,培养时间延长,沉淀线更加明显(观察结果时,光线来自平板侧方,背景为黑色,沉淀线更清晰)(图 3-12)。本实验是利用毒素、抗毒素在琼脂中扩散,两者相遇比例适当时形成沉淀的原理。

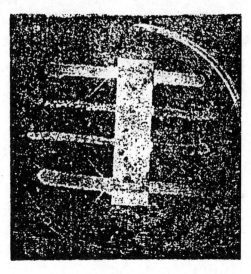

图 3-12 艾力克平板毒力试验

思考题

是否所有的白喉棒状杆菌都具有产毒性？为什么？测定白喉棒状杆菌产毒性还可设计哪些实验？

第十六节 分枝杆菌

一、目的要求

1. 了解结核病患者痰标本浓缩集菌方法。
2. 掌握结核病患者痰标本的抗酸染色法及结果观察。
3. 熟悉结核分枝杆菌与麻风分枝杆菌间的镜下鉴别要点。

二、实验内容

分枝杆菌属包括多种细菌，其中致病者有结核分枝杆菌和麻风分枝杆菌。本属细菌细长，有分枝的倾向，一般不易染色，但经加温即可着色，一旦着色后可抵抗酸酒精之脱色作用，故有抗酸菌之称。

结核分枝杆菌为本属中最重要者，此菌营养要求特殊，生长缓慢，固体培养基上为淡黄色粗糙菌落，对某些物理和化学因素有较强的抵抗力。结核分枝杆菌有人、牛、鸟、鼠等型别，致人类疾病者有两型，但此两型对实验动物如豚鼠也有致病性，可借以作细菌的分离和鉴定。结核分枝杆菌能在人体内各器官引起结核病变，一般以肺结核较为常见，治疗过程中易对药物产生抗药性。

麻风分枝杆菌的人工培养至今尚未成功，所以细菌的形态学检查颇为重要，该菌具抗酸性，常成束堆聚，见于类上皮细胞内。

（一）结核分枝杆菌标本的抗酸染色

1. 材料：结核病患者的痰标本，抗酸染色液一套，玻片。
2. 方法：

(1) 取结核病患者痰液有脓处做涂片,干燥后火焰固定。
(2) 在标本上滴加石碳酸复红液 3～4 滴,加温染色使染液冒蒸汽,切勿煮沸,染液将干时要添加,加温维持 5 min。
(3) 待标本冷却后水冲洗。切勿立即冲洗,以免玻片爆碎。
(4) 用 3‰盐酸酒精脱色 0.5 min,脱色时须轻微晃动玻片,直至涂片无色或淡粉红色为止。
(5) 水冲洗后,用美蓝复染 1 min,水冲洗,干后镜检。

观察结果,由于结核分枝杆菌含有分枝菌酸,不易着色,但经加温着色后,即不易被酒精脱去,故呈红色,非抗酸菌因化学成分不同,染上色后,仍能被酒精脱去,故经复染呈蓝色。借此染色法可以将标本中其他细菌与分枝杆菌区别开。

(二) 结核病患者痰标本浓缩集菌(沉淀法)
1. 材料:痰标本。4% NaOH,3% HCl,酚红指示剂,试管。
2. 方法:
(1) 取痰 3～5 mL 置试管内,加等量 4% NaOH 和酚红指示剂 2 滴混合之。
(2) 置 37 ℃水浴 30～45 min(每 10 min 振摇 1 次)后,3 000 r/min 离心 30 min,弃去上清,滴加 3% HCl 数滴以中和碱性,然后取沉渣作抗酸染色,培养或动物接种。

(三) 培养
观察结核分枝杆菌在罗氏(Lowenstein Jensen)固体培养基上的菌落特征。

(四) 麻风分枝杆菌
观察麻风分枝杆菌抗酸染色示教片,注意其形态、排列及染色性。

思考题

1. 在抗酸染色过程中,为什么要进行加温?需注意些什么?
2. 在痰标本中查出抗酸杆菌有何诊断意义?

第十七节 芽胞菌

一、目的要求
1. 掌握炭疽杆菌,破伤风梭菌,产气荚膜梭菌的形态特征。
2. 熟悉常用的厌氧培养法。
3. 学会观察破伤风梭菌及产气荚膜梭菌在疱肉基中的生长情况。

二、实验内容
(一) 需氧芽胞杆菌
本属细菌为革兰阳性杆菌,能产生芽胞,芽胞不大于菌体。在自然界分布很广,大多数为非致病菌(如枯草杆菌),是引起实验室污染的常见菌,主要的致病菌为炭疽杆菌,引起炭疽病。
1. 形态染色:炭疽杆菌(革兰染色)。
2. 培养:炭疽杆菌在血琼脂平板上菌落边缘呈卷发状。

(二) 厌氧芽胞梭菌
本属细菌广泛存在于自然界,主要在土壤中,有些也能寄生于人、畜的肠道中,为革兰阳性菌,所有细菌都能产生芽胞,芽胞常较菌体为大,致使细菌呈梭形,由于芽胞的位置和形状不同,因此在诊断上很有价值。本属细菌因酶系统不完备,在生长繁殖过程中不能有氧,所以采用厌氧法培养。常用的厌氧培养法有焦性没食子酸吸氧法、庖肉培养基法。各菌因分解糖类与蛋白质的能力不同。可作为鉴别之用。

厌氧芽胞梭菌属细菌很多,但引起疾病的有破伤风梭菌、产气荚膜梭菌和肉毒梭菌,这些细菌都能产生强烈外毒素,为细菌致病的主要因素。

1. 形态染色:

破伤风梭菌芽胞(芽胞染色);

产气荚膜梭菌荚膜(荚膜染色);

感染产气荚膜梭菌的小鼠腹腔渗出液涂片(革兰染色);

肉毒梭菌芽胞(革兰染色)。

2. 培养

观察生长情况。

破伤风梭菌:庖肉培养基,焦性没食子酸吸氧法。

产气荚膜梭菌:庖肉培养基,焦性没食子酸吸氧法。石蕊牛乳培养基。

3. 破伤风外毒素的致病作用与破伤风抗毒素的中和作用。

(1) 材料:破伤风外毒素、破伤风抗毒素、1 mL 无菌注射器、4 号针头、小白鼠。

(2) 方法:取 2 只小白鼠,1 只先注射破伤风抗毒素 0.2 mL(100 单位),另 1 只不注射抗毒素作为对照。30 min 后,同时在腿部肌肉注射破伤风外毒素 0.2 mL。注射后经一定时间观察小白鼠是否出现典型症状:竖毛、肌肉痉挛、竖尾等。

4. 产气荚膜梭菌毒力试验

(1) 材料:产气荚膜梭菌庖肉基培养物、正常小白鼠、注射器等。

(2) 方法:吸取产气荚膜梭菌培养物 0.2~1.0 mL,注入小白鼠腹腔内 5~20 min 后,将小鼠处死。放于 37 ℃温箱中 5~8 h,观察动物有无膨胀气肿现象,解剖动物可见脏器及肌肉有大量气泡,尤以肝脏明显,称为"泡沫肝"。取内脏或心血涂片检查,可发现大量产气荚膜梭菌。

思考题

1. 作炭疽杆菌检验时应特别注意哪些问题?为什么?
2. 临床标本厌氧菌分离鉴定的基本原则有哪些?
3. 常用的细菌厌氧培养有哪些方法?原理是什么?

第十八节 革兰阴性小杆菌

一、目的要求

了解百日咳鲍特菌和流感嗜血杆菌的培养特性及菌落特征。

二、实验内容

本组包括流感嗜血杆菌、百日咳鲍特菌、布氏杆菌及鼠疫耶氏菌等细菌,均为革兰阴性小杆菌,营养要求很高,多数细菌需要严格的培养条件。

(一) 形态染色

流感嗜血杆菌(革兰染色)。

百日咳鲍特菌(革兰染色)。

(二) 培养

1. 百日咳鲍特杆菌：观察在鲍金培养基(B-G 培养基)上的菌落特征。

2. 流感嗜血杆菌的卫星现象：流感嗜血杆菌生长需要 X 和 V 因子，葡萄球菌能合成较多的 V 因子，可促进流感嗜血杆菌生长，接种流感嗜血杆菌于血平板上，然后再接种葡萄球菌于平板的不同部位，经培养后在葡萄球菌菌落周围生长的流感嗜血杆菌菌落较大，离葡萄球菌菌落越远则流感嗜血菌杆的菌落越小，此现象为卫星现象。

[附] 鲍金培养基(B-G)的成分：

马铃薯	500 g
中性甘油	40 mL
蒸馏水	1000 mL

三者混合，经高压灭菌 30 min，以纱布滤过马铃薯浸出液。取此浸出液 500 mL，供培养基之用。

蛋白胨	20 g
0.6%盐水	1500 mL
琼脂	60 g
脱纤维羊血	25%~30%
青霉素(50 U/mL)	0.8 mL/100 mL

思考题

1. 百日咳鲍特菌的分离为什么要用 B-G 培养基？其菌落形态是怎样的？
2. 何谓卫星现象？

第十九节　病毒的形态学

一、目的要求

1. 通过电镜照片，观察病毒的形态及排列特征。
2. 识别狂犬病病毒的包涵体。

二、实验内容

病毒的形态学研究方法，主要可分为两种：一种是应用电子显微镜技术，以观察病毒的形态；一种是应用光学显微镜染色涂片或染色切片的检查，多为观察包涵体和细胞病变。

病毒体除较大病毒(如天花病毒及牛痘苗病毒)可用染色方法在光学显微镜下勉强看到外，一般需通过电子显微镜观察其形态排列特征。

(一) 病毒的电镜照片

电镜可用于观察病毒的形态、表面结构及病毒在细胞内增殖的动态过程。为观察病毒与细胞的关系，一般将接种病毒的组织培养细胞固定，包埋后进行超薄切片(厚度为 1 000 Å 左右)，染色后观察。为观察病毒形态与结构，可用磷钨酸负染法。利用重金属离子钨溶液对病毒标本染色，在电镜下可见暗黑背景中有透亮的病毒颗粒。用磷钨酸的负染，可将病毒表面及内部的微细结构反衬显示出来。

病毒电镜照片可观察病毒的大小(注意放大倍数)和形状,有无包膜及包膜上有无突起,壳粒为螺旋或立体对称,内部结构是实心或空心,除核心外,有无其他结构。

1. 痘类病毒:痘类病毒是所有已知病毒中最大者,直径 200～300 nm,呈方砖形。痘类病毒是"复杂毒粒",既不是立体对称,也不是螺旋对称。它由一个管形脂蛋白亚单位构成,排列稍不规则的外膜,包裹着一个哑铃状的核心和两个性质不明的侧体。

2. 疱疹病毒:疱疹病毒衣壳为立体对称 20 面体,病毒颗粒的周围是一层扩散的脂蛋白包膜,病毒外周直径为 150 nm。经常可见到裸露的(既无包膜)病毒颗粒(直径 100 nm)。从超薄切片中可见到病毒自核膜、胞质膜突出时所获得的蛋白质衣壳。

3. 流感病毒:流感病毒是正粘病毒科的成员,典型的病毒呈球形,直径约 100 nm。有包膜,其表面有两种不同类型的包膜纤突,柱状的糖蛋白多聚体是血凝素,另一呈蘑菇状突起的是神经氨酸酶。核衣壳呈螺旋对称,病毒以出芽的方式释放。

4. 腺病毒:腺病毒包括一个直径为 70～80 nm 的 20 面体衣壳,和直径为 40～50 nm 的内核。无包膜,在超薄切片中呈晶格样排列。

5. 轮状病毒:轮状病毒呈圆形,直径 65 nm 左右,其核心为 38 nm 左右,病毒体表面有棒状突起,排列如车轮辐射,有空心与实心两种颗粒。

6. 乙型肝炎病毒:乙型肝炎病毒有 22 nm 左右的小球型颗粒、长度不等的管状颗粒(内无核心)、42 nm 双层结构的大颗粒(Dane 颗粒),Dane 颗粒内有 27 nm 左右的核心。

7. 甲型肝炎病毒:用免疫电镜观察甲型肝炎病毒为 27 nm 的 20 面体病毒颗粒,呈球形,无包膜,有实心及空心两种。

8. 脊髓灰质炎病毒:脊髓灰质炎病毒是小核糖核酸病毒科成员,直径 25 nm 左右,20 面体对称,无包膜,在超薄切片上存在于胞质中,呈晶格样排列。

(二) 病毒包涵体

某些病毒感染易感细胞后,在宿主细胞内增殖,除了引起细胞变性坏死外,常可在胞质或核内形成异常结构的斑块(多为圆形或椭圆形),其染色性也发生改变,这种异常斑块称为包涵体,它是病毒感染的一个标志。

一般认为包涵体可能是病毒增殖、装配的部位或是由许多病毒颗粒所组成,有些则可能是细胞的退行性改变。

包涵体根据其存在的部位可分为 3 种:胞质内包涵体(如狂犬病病毒、痘病毒、副粘病毒、呼肠孤病毒)、核内包涵体(如疱疹病毒、腺病毒等)和胞质胞核皆有的包涵体(如麻疹病毒等)。根据其染色反应可分为嗜酸性或嗜碱性包涵体。不同病毒其包涵体的大小、数量、部位和染色反应可不一样,一种病毒所产生的包涵体的形式是一定的,故包涵体的检查对诊断病毒性疾病具有一定价值。

展示内容:光镜下观察狂犬病病毒包涵体。标本取材于狂犬病患者或疯狗的脑组织,包涵体出现在大脑海马回神经细胞的胞质内,称为内基小体(Negri body)。苏木素-伊红染色呈鲜红色,表现为嗜酸性,为圆形或椭圆形。神经细胞染成蓝色,间质为粉红色。

本片的制备方法,在动物发病后临死前取脑组织(海马回灰白质部位),切面朝上,以清洁玻片轻轻接触切面制成印片,趁印片干燥之前即将此玻片浸于 Seller 染液中染 1～5 min,水洗,置室温干燥后镜检。做印片染色的同时,通常也做病理切片检查,即将脑组织标本用 10% 甲醛或 Zenker 液固定,制成病理切片,染色镜检。

结果记录:将镜检结果绘图,注意包涵体存在的部位、形态、大小和染色反应(嗜酸性或嗜碱性)。

思考题

什么叫病毒?什么是病毒包涵体?

第二十节　病毒培养法

一、目的要求

1. 了解常用的病毒分离培养方法。
2. 掌握病毒鸡胚培养法常用的几种接种途径。
3. 熟悉细胞培养接种病毒的方法及病变观察。

二、实验内容

(一) 病毒的动物接种法

动物接种是最早的病毒培养方法,由于本法对某些病毒相当敏感,简便易行,所以至今仍被采用。本法主要用于:(1) 分离鉴定病毒,如乙脑病毒;(2) 研究病毒的致病性、免疫性、致病机制、药物治疗和流行病学调查;(3) 病毒传代以减弱其对人的致病力来选择无毒或弱毒株,如狂犬病病毒;(4) 制备免疫血清;(5) 制备疫苗及诊断抗原等。

常用的实验动物有小白鼠、地鼠、豚鼠、家兔、鸡、绵羊等。此外还有猴、猩猩、雪貂等,但因这些动物来源困难,价格昂贵,故很少应用。在应用动物时要注意动物本身可能带有病毒,故多采用实验室自己繁殖的动物。根据病毒种类的不同,选择易感动物,凡是对人类致病的病毒,愈是接近人类的高等动物愈较易感。一般说来,年幼的动物比成年动物对病毒的易感性高。至于接种的途径则应根据病毒的嗜性来决定,例如各种脑炎病毒以脑内注射最为敏感,常用的动物接种途径除脑内(IC)外,还有腹腔(IP)、肌肉(IM)、皮下(SC)、静脉(iV)及鼻内(iN)接种等。

本实验以小白鼠为例,介绍脑内接种法和收获病毒的程序。

1. 小白鼠脑内接种法:

(1) 材料:

①脑炎病毒悬液:脑组织先用无菌生理盐水洗去血液,再加 10% 脱脂牛奶盐水研磨成 10^{-1} 悬液后,3000 r/min 离心沉淀 30 min,吸取上清液供接种用。

②小白鼠:3 周龄,体重 8~10 g。

③0.25 mL 注射器及针头(4 号)、煮针锅、消毒用品。

(2) 方法:

①以无菌 0.2 mL 注射器抽取脑炎病毒悬液 0.1 mL,除去注射器内的气泡。

②左手将小白鼠固定(大拇指和食指握住小白鼠两耳及颈部,并以无名指和小指夹住尾部),使其俯卧于鼠笼盖上或纱布上。

③右手取碘酒棉球,消毒小白鼠右侧额部皮毛,注意不要碰到眼。

④右手拿注射器在小白鼠眼与耳根连线的中点略偏耳朵的方向,刺入颅内进针 2~3 nm,注入 0.03 mL 病毒悬液,应避免搅伤脑组织。

⑤注射完毕,将用过的注射器放入锅内消毒。动物放回鼠笼内,室温隔离饲养,每天观察2次,48 h内死亡者为非特异性死亡。感染后3~4 d开始发病,小白鼠出现竖毛、卷曲、震颤、绕圈、痉挛等症状。观察时可手提鼠尾倒悬,先向一方旋转,再向另一方旋转作回旋试验,如小鼠发病,经旋转后即出现痉挛或转圈现象,此为回旋试验阳性。以后逐渐发展发麻痹、瘫痪而死亡。

2. 收获鼠脑:
(1) 材料:接种病毒后濒死的小白鼠、解剖器材(中小号镊子、眼科剪刀等)、消毒用品(碘酒、酒精、来苏尔液)。
(2) 方法:
①用镊子拉断病鼠的脊椎使其死亡,置3%~5%来苏尔液浸泡3~5 min以消毒全身皮毛。
②取出小鼠,置来苏尔液纱布或解剖板上俯卧固定,用碘酒消毒头顶部皮毛。
③用无菌剪刀剪去小鼠头顶部皮肤露出头盖骨,再用酒精棉球进行消毒。
④用无菌弯头镊子及剪刀,沿头骨边缘剪开,并向前掀起露出脑组织。
⑤换一无菌弯头镊子将脑组织取出,置一无菌器皿内备用,如要继续传代或制备病毒鼠脑悬液时,可将收取的鼠脑研磨成匀浆,加入适量肉汤,然后低速离心,吸取上清液备用。

(二) 病毒的鸡胚培养法
1. 鸡胚培养法为常用的病毒培养方法之一,在病毒学研究中主要用于:
(1) 根据病毒的特性接种于鸡胚的不同部位,然后收获胚体、尿液、卵黄囊、绒毛尿囊膜、羊水或血液来分离病毒;
(2) 制备疫苗和诊断抗原;
(3) 测定病毒的滴度;
(4) 鉴定病毒(如痘类病毒、粘病毒和疱疹病毒)等。

2. 鸡胚培养的优点是:
(1) 组织分化程度低,选择适当途径接种,病毒易于繁殖;
(2) 个体差异甚小;
(3) 鸡胚通常是无菌的,没有隐性感染,也不会产生抗体;
(4) 来源充足,价格低廉,操作方便。缺点是除产生痘斑的病毒及引起鸡胚死亡的病毒外通常不产生特异性的敏感指征,必须用第2个试验系统来测定病毒的存在。另外,鸡胚对某些病毒是不敏感的。

3. 鸡胚培养法主要有4种途径,即绒毛尿囊膜接种法、尿囊腔接种法、羊膜腔接种法和卵黄囊接种法。此外尚有特殊用途的鸡胚脑内、胚内和静脉接种法。根据不同的病毒和不同的目的采用适当的接种途径。

4. 正常鸡胚的大体构造见图3-13。

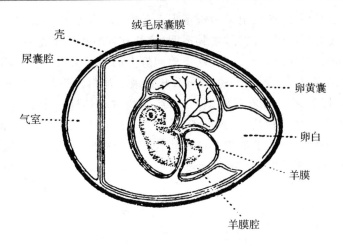

图 3-13 正常鸡胚的大体构造

发育正常的鸡胚在检卵灯下可见有丰富的血管,其边缘清晰,并可见到深黑之鸡胚阴影;且有明显的自发性活动,可与未受精卵或死亡之鸡胚区别。

5. 鸡胚尿囊腔接种法:

(1) 材料:

①鸡胚:9~11 d 龄。

②病毒:流感或副流感病毒,10^{-3} 稀释液。

③其他:蛋架、镊子、无菌 1 mL 注射器、7 号或 8 号针头、石蜡、消毒用品、毛细吸管及橡皮乳头。

(2) 方法:

①取 9~11 d 龄鸡胚,在检卵灯下画出气室位置,并在胚影侧作一标记。

②以碘酒和酒精消毒气室部位。

③避开胚胎一侧,在气室边缘上方约 1~2 nm 处锥一小孔。

④用无菌注射器吸取病毒悬液,针头插入小孔,穿入约 0.5~1 cm,方向应垂直略向胚胎,但不能伤及鸡胚,注入 0.2 mL 病毒悬液,用溶化的石蜡封口。

⑤置 37 ℃孵育,必须注意保持一定湿度。每天观察鸡胚活动的情况,一般在 48~72 h 后鸡胚可以病死。

⑥将鸡胚置于 4 ℃冰箱至少半天使鸡胚血液凝固,可避免收获时出血。

⑦收获尿液时,将鸡胚置于蛋架上,用碘酒消毒气室部位,并用无菌镊子除去气室部位的卵壳,然后用镊子撕去壳膜,在绒毛尿囊膜无大血管处用无菌毛细吸管穿入到尿囊腔内吸取尿液,每只鸡胚约可收获 6~8 mL。测定血凝效价后低温冰冻保存。

6. 鸡胚羊膜腔接种法:

(1) 材料:

①鸡胚:10~12 d 龄。

②病毒:流感或副流感病毒,10^{-3} 稀释液。

③其他:口腔科磨牙钻、无菌胶布,其余材料同上。

(2) 方法:

①划出气室部位,用钻头在气室中央磨一方形小窗(每边约 1 cm)。

②用碘酒消毒方形小窗,然后用无菌镊子揭去开窗部位的卵壳和壳膜,并滴加2滴无菌液体石蜡。石蜡油在气室面卵膜上散开,使其透明,这样在卵灯上可清楚地观察到整个鸡胚。

③用注射器吸取病毒悬液,针头自直立于检卵灯上的鸡胚窗口对着胚脂直下,穿过绒毛尿囊膜、羊膜腔膜进入羊膜腔,注入0.1～0.2 mL病毒液。注射针头勿伤及鸡胚。

④注射完毕,用胶布封口(胶布先经碘酒消毒,并通过火焰烧去余碘),置37 ℃孵育,每天观察(48 h内死亡者为非特异性死亡)。一般48～72 h后将鸡胚置4 ℃冰箱过夜。

⑤收获羊水时,将鸡胚直立于蛋架上,用碘酒消毒气室部位,除去气室处卵壳,用无菌镊子撕破壳膜及绒毛尿囊膜,然后用毛细吸管吸尽尿液,再将毛细吸管插入羊膜腔吸取羊水,一般可得1 mL左右。

7. 鸡胚绒毛尿囊膜接种法:

(1) 材料:

①鸡胚:10～12 d龄。

②病毒:牛痘苗病毒,10^{-3}稀释液。

③其他:同上。

(2) 方法:

①划出气室及绒毛尿囊膜发育面,用碘酒、酒精消毒。

②在绒毛尿囊膜发育面磨一三角形裂痕,每边约1 cm,去壳但不伤及壳膜,并在气室中心锥一小孔。

③鸡胚横卧于蛋架上,在壳膜上滴1滴生理盐水,用针头朝壳膜纤维方向划破一隙(不可伤及下面的绒毛尿囊膜,也不能出血)。用橡皮乳头紧按气室端小孔向外吸气,使壳膜窗上的盐水自裂隙沿绒毛尿囊膜及壳膜渗入,形成人工气室。

④除去裂隙附近的壳膜,以注射器或吸管滴入0.1 mL病毒液,使之散布于绒毛尿囊膜表面。

⑤用消毒的胶布封住滴液窗口,用石蜡封住气室小孔,置37 ℃孵育,每天观察,48 h内死亡者为非特异性死亡,3 d后死亡的鸡胚置4 ℃冰箱,一般4～5 d即可全部收取,置4 ℃过夜。

⑥收获时,消毒人工气室面,用镊子将卵壳封闭处窗口扩大,剪取全部绒毛尿囊膜,在明亮处可看到痘斑,呈白色斑点状,将剪下的绒毛尿囊膜放在加有无菌生理盐水的平皿内。

(三) 病毒的细胞培养法

1. 细胞培养法是目前培养病毒应用最广的一种方法。其优点是:

(1) 来源广泛;

(2) 生长繁殖较快,操作方便;

(3) 多可直接判定病毒是否繁殖,结果准确而敏感;

(4) 较实验动物易于控制;

(5) 病毒生长谱广泛。

2. 细胞培养法在病毒学研究中的主要用途有:

(1) 分离病毒;

(2) 培养增殖病毒;

(3) 利用中和试验(空斑法、细胞病变法等)滴定和鉴定病毒;

(4) 制备组织培养疫苗和诊断抗原;

(5) 研究病毒的生物学特性等。

3. 很多组织,包括鸡胚、各种动物的肾脏组织、人胚羊膜组织或流产胎儿组织等均可作细胞培养的来源。细胞来源的选择主要根据细胞对病毒的敏感性而定。能引起病变的细胞,往往取自该病毒的自然宿主,特别是引起疾病的宿主的某些脏器组织。人类病毒,用人或猴的组织较敏感。另外,要选择来源容易获得的细胞。

4. 常用的培养方法有小组织块培养法、原代细胞培养法和传代细胞培养法。本实验主要介绍鸡胚单层细胞培养法。

(1) 原代单层鸡胚纤维母细胞的制备:

①材料:

A. 鸡胚:9～10 d 龄。

B. 洗液:Hanks 液,内含 1% 双抗。

C. 营养液:0.5% 水解乳蛋白的 Hank 液,内含 10% 小牛血清、适量双抗,用 $NaHCO_3$ 调 pH 至 7.2～7.4 即成。

D. 消化液:0.25% 胰酶。

E. 其他:无菌小剪、镊子、培养皿、毛细吸管、培养瓶、小三角烧瓶及备有 4 层纱布的玻璃漏斗、细胞计数器。

②方法:

A. 选好鸡胚、气室向上置蛋架上,用碘酒消毒气室部位并去除卵壳,用镊子取出胚胎置一预先加好适量 Hank 液的平皿内,将胚胎洗一次。

B. 用小镊子去除头、四肢、内脏及脊椎,再换液洗涤 3 次,以除去残留的血细胞。

C. 在平皿内或置一小瓶内用小剪刀将胚胎剪成 1 mm^3 大小的小块,再用 Hank 液洗 3 次。

D. 在小瓶内,每一鸡胚加入 10～15 mL 胰酶消化液,塞好瓶口,置 37 ℃ 水浴作用 10～20 min(也可置 4 ℃ 冰箱过夜),一般以消化液振摇后变混浊即可。

E. 自然沉淀后,弃去胰酶,加入 Hanks 液洗 3 次。

F. 加入一定生长液,用 5 mL 吸管用力吹打 10 多次,然后过滤。

G. 滤液经 1000 r/min 离心 5 min,吸去上清液,沉淀物加适量营养液,进行细胞计数后调整成 50 万～80 万细胞/mL 的细胞悬液。

H. 适量分装,置 37 ℃ 静止培养,48 h 后即可生长成单层细胞,在低倍镜下观察梭形的细胞,界限清楚,胞质均匀,颗粒较细。此时即可换维持液,接种病毒。

(2) 细胞培养接种病毒的方法及病变观察:

①材料:长成单层的原代鸡胚纤维母细胞。病毒悬液。Hanks 液、细胞维持液。吸管、显微镜等。

②方法:

A. 在显微镜下选择形态正常并已长成单层细胞的细胞瓶。

B. 弃去生长液,用 Hanks 液洗 1 次。

C. 加入一系列稀释的病毒悬液(用维持液稀释),容量与原来相同,并保留一瓶正常的细胞作对照。

D. 置 37 ℃ 继续培养,每天观察。包括液体 pH 的改变及显微镜下有无细胞病变(cytopathiceffect,简称CPE)。产生病变的细胞与正常对照相比,镜下可见细胞变圆、皱缩,胞质内颗粒增多变大,细胞界限不清、融合,逐渐脱落,细胞病变的程度用"+"表示:

0 表示无细胞病变,正常对照一样;

+表示 25%的细胞病变;

++表示 25%～50%的细胞病变;

+++表示 50%～70%的细胞病变;

++++表示 75%～100%的细胞病变。

E. 当细胞病变严重时(感染后 2～3 d),将残留在瓶壁上的细胞振摇或吹打下去,用力吹打或反复冻融,使细胞破裂以释放出病毒。然后低速离心,取上清即为病毒悬液,低温冻存备用。

思考题

病毒的组织培养法有哪些客观的观察指标?试举例说明。

第二十一节 病毒的血清学试验

一、目的要求

1. 掌握病毒血凝和血凝抑制试验的原理、方法、结果判断及用途。
2. 了解病毒血清学常用的检测方法。

二、实验内容

病毒的血清学试验是实验室诊断病毒感染和鉴定病毒的重要手段,也是研究病毒的重要方法。其基本原理和细菌的血清学反应相同,反应不仅可用已知抗原来检测患者的未知抗体,也可用已知抗体来检测未知抗原。

由于病毒急性感染很普遍,所以在检测患者抗体时,单凭一次血清学反应阳性还不能说明确实患有此病。因此,病毒的血清学试验必须强调用双份血清,即取患者的急性期和恢复期血清同时进行对比试验,观察抗体效价是否升高。

(一)病毒血凝和血凝抑制试验

某些病毒有血凝素,能选择性地与个别种类的动物和人的红细胞上相应受体结合发生凝集,此即为病毒对红细胞的凝集现象,简称为血凝(HA)。如果病毒或病毒的血凝素首先遇到相应的抗体,则病毒血凝素先与抗体结合而被中和吸收,再加进红细胞时即不会发生凝集现象,此为红细胞凝集抑制反应,简称为血凝抑制(HAI)试验,可用血凝与血凝抑制试验来测定病毒和鉴定病毒。

1. 材料:经流感病毒感染的尿囊液,抗流感病毒免疫血清,0.5%鸡红细胞,生理盐水,1 mL 吸管,试管架,20 孔血凝板。

2. 方法:

(1)病毒血凝试验

①取血凝板 1 块,并标明序号。

②按表 3-13 顺序将流感病毒悬液(即血凝素)稀释,自 1:10 开始到 1:2560,最后一孔为对照。即于第 1 孔中加入盐水 0.9 mL,第 2～10 管各加入盐水 0.25 mL。然后第 1 孔中加入

待检流感病毒悬液 0.1 mL，稀释时用吸管吹打 3 次后吸取 0.75 mL，放 0.25 mL 至第 2 孔中，余下 0.5 mL 弃去。再按 2 倍稀释法同上稀释其余各孔，最后自第 9 孔中吸出 0.25 mL 弃去，第 10 孔作为红细胞对照不加病毒。

③第 1～10 孔各加生理盐水 0.25 mL。

④在各孔中加入 0.5% 鸡红细胞 0.25 mL（从后往前加），摇匀，静置室温下 60～90 min 后，观察结果。

表 3-13 病毒血凝试验

孔号	1	2	3	4	5	6	7	8	9	10
盐水（mL）	0.9	0.25	0.25	0.25	0.25	0.25	0.25	0.25	0.25	0.25
病毒悬液（尿囊液，mL）	0.1	0.25	0.25	0.25	0.25	0.25	0.25	0.25	0.25	
	弃去 0.5								弃去 0.25	
病毒稀释度	1:10	1:20	1:40	1:80	1:160	1:320	1:640	1:1280	1:2560	对照
生理盐水					各 0.25 mL					
0.5% 鸡红细胞					各 0.25 mL					
					摇匀，置室温 60～90 min					

结果判断：

"—"不凝集，红细胞沉于孔底成一小圆点；

"卄"红细胞于孔底形成环状，四周有小凝集块；

"卌"完全凝集，红细胞沉于孔底平铺呈颗粒状，边缘有卷起皱边。

结果判断以呈现"卄"红细胞凝集现象的最高病毒稀释度为血凝效价；即含有 1 个血凝单位。若血凝单位为 1:320，而实用时以每 0.25 mL 病毒悬液中含有 4 个血凝单位者为佳，故病毒稀释度应为 1:80。

2. 血凝抑制试验

(1) 滴定病毒血凝效价：参照上述实验。

(2) 将待检血清从 1:10 倍比稀释至 1:1280，每孔 0.25 mL。

(3) 然后每孔加入 4 个单位抗原（血凝素）0.25 mL 及 0.5% 鸡红细胞 0.25 mL（均从后往前加），摇匀，静置室温下 60～90 min 后观察结果。

(4) 本试验设 3 组对照，即血清对照组（1:10），加盐水代替病毒；病毒对照组，加盐水代血清；红细胞对照组，加盐水（详见表 3-14）。

表 3-14　血凝抑制试验

孔号	1	2	3	4	5	6	7	8	9	10	11
盐水(mL)	0.9	0.25	0.25	0.25	0.25	0.25	0.25	0.25	0.25 自第1管取 0.25	0.25	0.50
病人血清(mL)	0.1	0.25	0.25	0.25	0.25	0.25	0.25	0.25		—	—
	弃 0.25							弃 0.25	血清对照	病毒对照	红细胞对照
血清稀释度	1:10	1:20	1:40	1:80	1:160	1:320	1:640	1:1280	—	0.25	—
4 单位病毒悬液(mL)	各 0.25										
0.5% 鸡红细胞悬液(mL)	各 0.25										

摇匀,置室温 60～90 min

结果判断:

在血清及红细胞对照孔都没有血凝现象,而病毒对照孔呈现完全凝集时,再读其他各孔的结果,观察结果时应轻拿勿摇。

结果的表示以红细胞完全不凝集为终点,其最高血清稀释度即为血凝抑制效价。比较双份血清,如恢复期血清抗体血凝抑制效价为急性期的 4 倍以上时,则有辅助诊断价值。

(二) 病毒中和试验

病毒中和试验(NT)是抗原(病毒)与抗体(抗病毒血清)在试管中的中和反应,此项反应结果可通过在动物、鸡胚培养和细胞培养中反映出来,其所依据的原理是特异性免疫血清中有中和其相应病毒而使病毒失去毒力的作用。这一反应不但表现为质的方面,即一种病毒只能被相应的免疫血清所中和,而且还表现在量的方面,即中和一定量病毒的感染力必须有一定效价的免疫血清,中和试验常用于流行病学调查和鉴定病毒,在一般实验中较少应用。

中和试验常用两种方法:一种是固定病毒用量与等量一系列倍比稀释的免疫血清进行中和试验,另一种是固定免疫血清用量与等量一系列对数稀释(即 10 倍稀释)的病毒进行中和试验,试验可在动物、鸡胚或细胞培养上进行。

1. 材料:

(1) 抗原:动物、鸡胚或细胞培养的已知病毒悬液或待鉴定的病毒株。

(2) 抗体:待测的血清或者已知免疫血清及相应的正常血清(用前 56 ℃ 30 min 灭活)。

(3) 动物:常用小白鼠、鸡胚或细胞培养物。

(4) 稀释液:肉汤培养基或生理盐水或细胞营养液。

(5) 动物、鸡胚或细胞培养试验所用的器材等。

2. 方法:

(1) 固定病毒用量(稀释血清法):

①将待测血清进行倍比稀释,选取适当的几个稀释度。

②分别在上述各管内加入等量的病毒悬液(选用适当的滴度),充分摇匀混合。

③置 37 ℃ 水浴作用 1 h。

④接种动物、鸡胚或细胞培养,进行观察。

⑤同时将病毒悬液做毒力滴度的对照试验,即将病毒悬液连续作 10 倍稀释后,接种动物、鸡胚或细胞培养。

⑥此外,还应进行正常对照,必要时尚需设置正常血清(阴性血清)和已知有抗体的阳性血清对照组。

⑦计算中和指数(见附录)。

(2) 固定血清用量(稀释病毒法):

①将病毒进行连续 10 倍稀释,即 2×10^{-1},2×10^{-2},2×10^{-3},2×10^{-4}…,选取适当的几个稀释度。

②分别在上述各管内加入等量的待检血清(可作适当稀释),充分摇匀混合。

③以下步骤与上相同。

3. 结果判断

(1) 动物的中和试验结果:先计算免疫血清试验组及正常血清对照组的半数致死量(LD_{50}),然以对照组的 LD_{50} 减去试验组 LD_{50} 的差数,从对数表中查出差数的反对数即为中和指数(NI)。例如对照组的 LD_{50} 为 8.5,试验组的 LD_{50} 为 6.5,则差数为 2,其反对数为 100。结果的解释,一般规定为中和指数 1~9 为阴性,10~49 为可疑,50 以上为阳性。也可根据动物的发病或出现症状先计算半数感染量(ID_{50}),再求出中和指数。

(2) 鸡胚的中和试验,如以 LD_{50} 来计算(见附录Ⅴ),中和指数的计算方法与上相同。也可计算鸡胚的半数感染量(EID_{50}),方法也一样。

(3) 细胞培养的中和试验,可观察 CPE,计算组织细胞半数感染量($TCID_{50}$),然后求出中和指数;也可以用空斑形成抑制试验,先求出实验组和对照组的空斑形成单位(p·f·u),然后计算中和指数。

思考题

1. 病毒血凝与测定血型的血球凝聚有何不同?
2. 目前采用的病毒快速诊断的技术有哪些?

第二十二节　其他微生物

一、目的要求

1. 通过实验,识别衣原体、立克次体、支原体、螺旋体的形态特征。
2. 了解暗视野显微镜的构造及原理,学会使用暗视野显微镜观察标本。
3. 掌握镀银染色法。

二、实验内容

(一) 沙眼衣原体

沙眼衣原体是沙眼的病原体。其体积大小约 250~1200 nm,为严格细胞内寄生,含有两种核酸,具有粘肽所组成的细胞壁且含胞壁酸,二分裂并通过独特的生活周期,含有核糖体及复杂的酶系统,对多种抗生素敏感。在 5~8 d 胚龄的鸡胚孵黄囊中繁殖,可见原体和始体。

原体在细胞外,具有高度传染性,姬姆萨染色呈红色原体侵入或被吞噬到上皮细胞内,开始增大成为始体。始体在细胞内,颗粒较大,为纤细的网状体,是繁殖型,姬姆萨染色呈深蓝色或暗紫色。始体在上皮细胞内进而发育成为散在型包涵体,继而发育为帽型、桑椹型及填塞型包涵体。

示教片:经感染衣原体的孵黄囊涂片(姬姆萨染色)。原体呈红色点状,散在细胞外。始体呈深蓝色或暗紫色,在细胞内,颗粒比原体大,为纤细网状体,始体多在上皮细胞内近核处发育成上述各型包涵体。

(二) 立克次体

立克次体是介于细菌和病毒之间的微生物。常见的有斑疹伤寒立克次体和恙虫热立克次体两种。立克次体大多数为球杆状,生活要求近似病毒,需要在活细胞中或依赖活细胞供应养料始能生长,革兰染色阴性,但不易着色,一般均用马氏或姬姆萨染色,前法染成红色,后法染成紫色或深蓝色。因立克次体的抗原与变形杆菌 OX_{19} 的菌体抗原有部分相同,按照凝集反应的原理,以变形杆菌 OX_{19} 作为抗原,与斑疹伤寒患者的血清作凝集反应,有助于斑疹伤寒的诊断。用于诊断斑疹伤寒的凝集反应称为韦斐(Weil-Felix)反应。

立克次体的形态和染色法(马氏染色法)。

1. 材料:

经斑疹伤寒立克次体感染的鼠肺,经恙虫热斑疹伤寒立克次体感染的小白鼠腹腔液。

2. 方法:

(1) 将标本涂片,火焰固定。

(2) 0.25%复红染色 5~10 min,水洗。

(3) 0.5%柠檬酸水溶液脱色 5~10 min。

(4) 1‰美蓝水溶液复染 10~20 s 后吸干(或自然干燥),镜检。

(5) 经染色后,斑疹伤寒立克次体呈红色,球杆状,多数存在于细胞浆内,组织及杂菌呈蓝色。

(三) 支原体

支原体是一群介于细菌与病毒之间的最小微生物,能独立生活,并能在无生命的人工培养基中生长繁殖,形成荷包蛋样的极小菌落,直径一般为 0.1~1 mm,需低倍显微镜放大才能看到。其中肺炎支原体,能引起人类原发性非典型肺炎。

示教片:人工培养基中的支原体菌落呈荷包蛋样。

(四) 病原性螺旋体

螺旋体是一类细长而柔韧、弯曲呈螺旋状、形态与大小不一、运动活泼的单细胞微生物。不易用细菌染色法着色。除个别螺旋体外皆不易在人工培养基上生长。其中大多数为非致病性螺旋体,少数对人和动物有致病性,能引起人类疾病者有梅毒螺旋体、回归热螺旋体、钩端螺旋体等。

1. 观察几种病原性螺旋体的形态特征:

(1) 梅毒螺旋体镀银染色:在油镜下可见呈棕色的密螺旋体。

(2) 回归热患者血液推片,瑞氏(Wright)染色:在油镜下可见红细胞间细长的螺旋体。

(3) 钩端螺旋体涂片(镀银染色):注意观察呈棕色的螺旋体两端的钩体。

2. 钩端螺旋体的培养:将钩端螺旋体接种在柯索夫(Korthof)液体培养基,28 ℃培养 5~7 d,可见云雾状生长。

3. 用暗视野显微镜观察钩端螺旋体

(1) 方法:

①取钩端螺旋体培养液 1 滴于载玻片上,其上覆以盖玻片。

②用暗视野显微镜观察其形态与运动:在暗色视野中可见发亮呈念珠状的钩体,两端弯曲呈钩状,运动活泼,通常呈C、S形。

4. 口腔螺旋体涂片染色
(1) 材料:牙签、载玻片、墨汁。
(2) 方法:
①取玻片1张,用接种环取1~2滴墨汁于玻片中央。
②用牙签从齿龈部取牙垢少许与墨汁混匀,做一推片。
③待干后,用油镜检查,在片中可见到黑色背景上呈现出发亮的各种形态的细菌和螺旋体。

5. 暗视野显微镜
①构造及原理:采用有黑色横隔的特别聚光器代替普通显微镜的聚光器,使光线仅能从横隔周围上升,经反射作用而出聚光器,形成一个圆锥样的光柱。调节聚光器之高低,可使此圆锥的顶点(即焦点)恰在载玻片的表面,此时如玻片上空无一物,或为完全透明的物体,则光线直穿而过,不能进入接物镜中,因此视野呈黑色;如玻片上有可以折光的物体(如细菌或其他颗粒)存在,则由聚光器而来的光线遇此物体,形成一个弥散反射,其中有一部分光线即经反射进入镜头,到达观察者的眼睛,此时所见者即为闪光的物体颗粒,衬托在黑色背景上,状如夏夜晴空中的点点繁星,异常清晰。
(2) 使用方法:
①将检查标本,置于厚约1.3~1.6 mL的洁净玻片上,覆以盖玻片,置于显微镜台上。
②在聚光器之顶面镜片与玻片底层之间加1滴香柏油,同样在盖玻片上亦放1滴香柏油,使光线通过聚光器后即在折射系数相同的介质中进行,不经过空气层。
③用低倍显微镜观察,调节聚光器之高低与位置。使所见的光线聚为最小一点,又恰位于视野中央。
④换用油镜观察,所用物体即成闪光状。

(五)镀银染色法
1. 材料:冯太奈银溶液,Ruge固定液,媒染液,钩端螺旋体,玻片。
2. 方法:
(1) 在已涂有钩端螺旋体的玻片上滴加Ruge固定液固定1 min。
(2) 水洗后加媒染液加温至沸腾,作用0.5 min。
(3) 立即水洗,吸干。
(4) 滴加冯太奈银溶液0.5 min。
(5) 水洗、吸干、油镜镜检。

思考题

1. 沙眼患者检查衣原体对临床诊断有何意义?
2. 简述韦斐反应的原理及应用。
3. RPR反应阳性是否能确定梅毒螺旋体感染?为什么?
4. 疑患钩端螺旋体病的早期患者,将采集哪些标本并作哪些微生物学检查?

第二十三节 病原性真菌

一、目的要求
1. 掌握观察真菌形态结构特征的常用方法。
2. 熟悉并掌握真菌的菌落特征、个体形态及其繁殖方式。

二、实验内容
真菌是微生物中最大的一类,有单细胞和多细胞两大类。真菌的营养要求不高,通常在含有糖类的简单培养基沙保弱(Sabouraud)固体斜面培养基上即可生长,但生长较慢,需要一定的湿度,培养基的pH为弱酸性,大多数需要氧,合适的温度为22~28 ℃,某些致病性深部真菌在37 ℃中生长良好。由于真菌有特殊的形态和结构,因此形态学诊断价值大。单细胞真菌如酵母菌、白假丝酵母菌呈革兰染色阳性。多细胞真菌可采用棉蓝染色。

(一) 真菌形态观察

1. 假丝酵母菌

(1) 革兰染色标本:取在沙保弱斜面培养基上经37 ℃培养5~7 d的假丝酵母菌,制成涂片作革兰染色,高倍或油镜检查。可见到革兰阳性的孵圆形菌体,比葡萄球菌约大2~5倍。

(2) 假菌丝和厚膜孢子标本:在消毒载玻片上滴加玉米粉吐温琼脂少许,将假丝酵母菌接种在琼脂中央,覆盖消毒盖玻片,37 ℃培养2~4 d,用高倍镜镜检,可见假丝酵母菌菌体上出芽伸长形成的假菌丝。在假菌丝紧束点上又附着芽生孢子,在顶端出现圆形的厚膜孢子。

2. 新生隐球菌

将新生隐球菌引起的脑膜炎患者脑脊液(或接种于沙保弱固体斜面培养物)滴1~2滴于载玻片上,与1接种环墨汁混匀,盖上盖玻片,四周用树胶密封,高倍镜镜检。

3. 曲菌

将溶化之沙保弱培养基少许加于消毒载玻片上,待凝后,将曲菌种在琼脂中央,覆盖消毒盖玻片,37 ℃培养1~2 d,室温放24 h,以棉蓝染色,低倍或高倍镜观察菌丝与孢子。

(二) 真菌菌落观察

真菌的菌落形态可分为三大类:酵母型菌落、类酵母菌落及丝状菌落。观察接种于沙保弱琼脂斜面上各型菌落。

1. 酵母型菌落(酵母菌):菌落为圆形、较大、白色,表面光滑湿润无菌丝伸入培养基内,类似一般细菌菌落。

2. 类酵母菌菌落(假丝酵母菌):菌落与酵母型菌落相似,生长的假菌丝伸入培养基内,呈树枝状。

3. 丝状菌落(曲菌):菌落表面呈黑绿色绒毛状,菌落底部有营养菌丝伸入培养基内。

(三) 浅部真菌病标本检查法

浅部真菌病,临床上极为常见,包括各种各样的毛发、指甲和皮肤癣病,临床上最常用的方法是直接镜检。

1. 材料:

毛发、指甲或发屑。10% KOH溶液。载玻片及盖玻片。

2. 方法:

(1) 标本采集：采集病变发癣标本时，用镊子选取病损部位的断残头发或带白色菌鞘的毛发，以及皮损部位的脱屑最易获得阳性结果，采取足癣标本时，则用小刀刮取损害部位皮屑，若足趾间有损害，则应选择潮湿或干裂皮屑。用过的器具立即经火焰灭菌。

(2) 标本处理：将病变头发或皮屑放在载玻片上，滴 10% KOH 溶液 1~2 滴，加盖玻片，在火焰上微微加热，用手按一下盖玻片使标本压平后即可镜检。

(3) 镜检：用高倍镜观察发生于毛发之内部的菌丝及孢子特征，例如黄癣病，发内粗细一致的菌丝与发长轴平行，分散在发内，有时分隔似关节孢子，气泡可有可无。黑癣菌，发内有大量孢子，呈关节排列并充满整个发内，因此毛发出皮即断。铁锈色小孢子菌，发外有卵圆形小孢子，直径约 2~3 μm，密集成片。在发内（根部）可见少数菌丝。足癣趾间皮屑镜检可见到上皮细胞附有细长分枝的有隔菌丝及链珠状排列的孢子。

思考题

1. 真菌是以什么方式进行繁殖的？
2. 真菌培养技术有何实际意义？

第四章 病原生物学·人体寄生虫学

第一节 线虫概论、蛔虫、鞭虫

似蚓蛔线虫(蛔虫)
Ascaris lumbricoides

一、病名

蛔虫病(ascariasis)

二、要求

1. 掌握蛔虫生活史特点。
2. 了解蛔虫病的流行、致病情况及防治原则。
3. 掌握粪便直接涂片法。
4. 掌握蛔虫和鞭虫成虫及虫卵的识别形态。

三、理论基础

(一) 生活史

如图4-1。

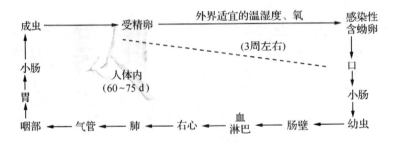

图4-1 蛔虫生活史

(二) 要点

1. 受精蛔虫卵需在外界适宜环境中发育。
2. 感染期是感染性卵(具有感染性的含蚴卵)。
3. 感染途径是经口。
4. 有肠外移行阶段。
5. 成虫在小肠寄生。
6. 蛔虫能剥夺营养、阻塞肠道及引起并发症。
7. 蛔虫分布广与雌虫产卵量多、卵随粪便污染地面、卵的抵抗力强、传播方式简单等有关。

(三) 多媒体实验教学(蛔虫、鞭虫)

四、实验内容

1. **雌雄成虫大体标本**:观察大小、体色、形态,侧线的部位及形状。雌雄虫尾端的不同,用放大镜观察头端唇片的数目及排列形式。
2. **成虫头端**(示教):观察唇片的形状数目与排列及唇片与口腔的关系。
3. **雌雄成虫解剖标本**(示教):注意雌虫生殖器官为双管型,阴门位于体腹面中部之前;雄虫生殖器官为单管型,尾端向腹面弯曲,有交合刺1对。
4. **蛔虫卵**:受精卵、未受精卵(粪便涂片中观察)含蚴卵、脱蛋白膜卵(示教),注意观察大小、颜色、形态、卵壳及内含物。
5. 观察蛔虫窜入阑尾情况(示教)。
6. 观察由蛔虫幼虫引起的肺部炎症病理大体标本(豚鼠)(示教)。
7. 技术操作:

(1) 粪便直接涂片法(见图4-2):

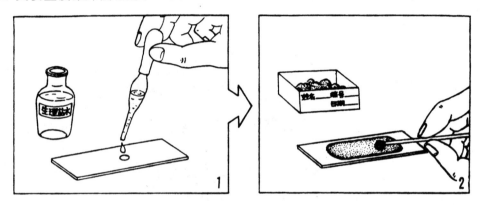

1. 洁净无油的载玻片中央,滴加生理盐水1~2滴
2. 用牙签挑取粪便少许,与生理盐水搅匀,涂成薄膜,镜检

图4-2 粪便直接涂片法

注:

① 粪便中如有血、粘液者,应取此部分进行涂片。

② 粪涂片的厚薄,以透过粪膜可辨认书上的字迹为宜。

③ 粪涂膜约占玻片的 $\frac{2}{3}$ 大小。避免将粪涂至玻片边缘,以免污染手指和显微镜。

④ 镜检时,先用低倍物镜顺序观察,必要时,可加盖玻片换用高倍物镜详细鉴别。

⑤ 本法可以检查蠕虫卵和肠道寄生原虫。

毛首鞭形线虫(鞭虫)
Trichuris trichiura

一、病名

鞭虫病(trichuriasis)

二、实验内容

1. **雌雄成虫**:外形似马鞭,前段曲线状,后段粗管状。雄虫较小,后端向腹面明显盘曲。

雌虫较大,后端不卷曲。

2. 鞭虫卵:纺锤形,注意大小、颜色、卵壳及其两端和内容物。

3. 鞭虫寄生于盲肠壁上的病理标本(示教):注意鞭虫以哪一端钻入肠粘膜及钻入的深度。

4. 生活史(见图4-3)。

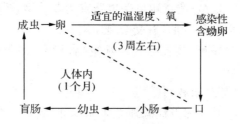

图 4-3 鞭虫生活史

三、实验报告

思考题

1. 蛔虫幼虫和成虫对人体可引起哪些危害?
2. 防治蛔虫病应注意哪些环节?

第二节 蛲虫、钩虫

蠕形住肠线虫(蛲虫)
Enterobius vermicularis

一、病名
蛲虫病(enterobiasis)。

二、要求
1. 掌握蛲虫生活史特点。
2. 了解蛲虫病的流行、致病情况及防治原则。
3. 了解蛲虫的常用检查法。
4. 掌握蛲虫成虫及虫卵的识别形态。

三、理论基础

(一) 生活史

见图4-4。

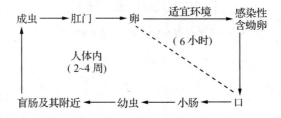

图 4-4 蛲虫生活史

(二)要点

1. 蛲虫在肛门附近皮肤上产卵和发育。
2. 诊断用透明胶纸条法在肛门皱襞粘取虫卵,或夜间观察从肛门爬出的成虫。
3. 症状主要为肛门瘙痒、不能安睡等。
4. 儿童感染率高,托儿所、幼儿园及多儿童家庭易于传染。
5. 治疗同时必须做好预防工作,避免再感染。

(三)多媒体实验教学(蛲虫、钩虫)

四、实验内容

1. 雌雄成虫大体标本:肉眼观察,注意雌虫体略呈纺锤状,乳白色,大小约 1 cm,尾部长而尖细。雄虫小,尾部弯曲。比较蛲虫与钩虫形状有何不同。
2. 蛲虫雌虫染色玻片标本:低倍镜观察,注意其头端两角皮膨胀呈翼状,称头翼(或头泡)。注意其食管末端呈球形,虫体内往往充满虫卵(1 000~20 000 个)。
3. 蛲虫卵:观察形态、大小、颜色、卵壳及内含物的特点。
4. 技术操作:
(1)透明胶纸检查法(示教)(见图 4-5):

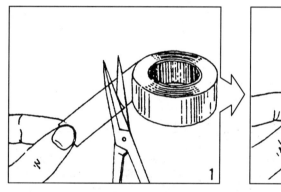
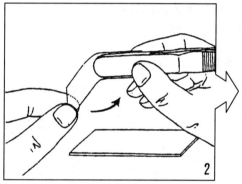

1. 剪长约 6 cm 透明胶纸一段　　　　　　2. 胶面向外包于镊子柄端

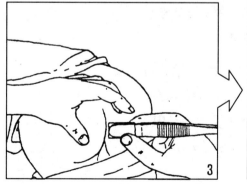
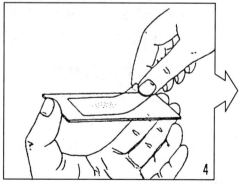

3. 在肛门周围皱襞处粘数次　　　　　　4. 胶面向下贴于载玻片上

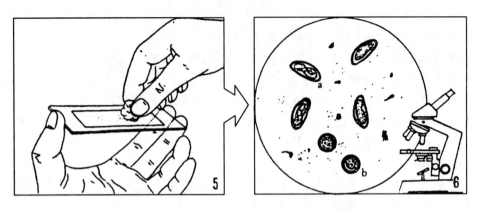

5. 用棉花轻压胶纸使之平复
6. 用低倍物镜检查
   a. 蛲虫卵 b. 带绦虫卵

图 4-5 透明胶纸检查法

注:
① 此法检查应在早晨未大便前取材;操作时应注意防止相互污染。
② 镜检前,若在胶面下加二甲苯一滴,可使胶面平复,虫卵清晰。
(2) 棉拭子法:(示教)。

五、实验报告

思考题

1. 比较蛔虫、鞭虫、蛲虫三者的异同。

虫种	寄生部位	感染期	感染方式	在宿主体内的移行	诊断方法
蛔虫					
鞭虫					
蛲虫					

2. 为什么蛲虫会引起集体感染?
3. 为什么粪便检查法不能作为蛲虫感染的主要诊断方法?
4. 怎样防治蛔虫病、鞭虫病和蛲虫病,在传播方式上有何异同?

十二指肠钩口线虫(十二指肠钩虫)
Ancylostoma duodenale
美洲板口线虫(美洲钩虫)
Necator americanus

一、病名
钩虫病(ancylostomiasis)。

二、要求
1. 掌握钩虫生活史的特点。
2. 熟悉钩虫的致病作用。

3. 了解钩虫病的传播及防治原则。
4. 掌握钩虫卵和两种钩虫成虫的识别形态。
5. 掌握饱和盐水浮聚法,熟悉钩蚴试管培养法,了解虫卵计数法。

三、理论基础

(一) 生活史

见图 4-6。

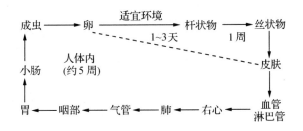

图 4-6　钩虫生活史

(二) 要点

1. 十二指肠钩虫和美洲钩虫的主要形态区别是体形、口囊中的切器及交合伞。
2. 卵和幼虫需在外界适宜环境中发育,蚴期有在外界自由生活阶段。
3. 丝状蚴是感染期。
4. 感染途径主要是经皮肤,也可经口感染。
5. 在人体内有肠外移行阶段。
6. 成虫在小肠中寄生。
7. 成虫主要导致贫血,幼虫可引起皮肤及肺部炎症。
8. 钩虫病的流行与该地区的温度、湿度、光线、泥土的性质、农作物种类及耕作方式有关。
9. 防治在于治疗病人、粪便管理及个人防护等。

四、实验内容

1. 成虫:参照讲义中两种钩虫的主要鉴别特点进行观察。
(1) 自然形态:用肉眼观察,注意区别两种钩虫及其雌雄虫的形态,包括色泽、大小、体态等。
(2) 观察两种成虫口囊、交合伞和交合刺的形态(示教)。
2. 虫卵:作粪便直接涂片观察钩虫卵,在低倍镜和高倍镜下观察其形态构造。含蚴卵(示教)注意卵内有蜷曲状蚴。
3. 幼虫:
(1) 杆状蚴:在放大镜和低倍显微镜下观察试管培养的幼虫。
(2) 丝状蚴:参照讲义表,在低、高倍镜下观察和比较两种钩虫的丝状蚴。
(3) 活丝状蚴(示教):注意观察活动情况。切勿与皮肤接触,以防感染。
4. 病理标本(示教):观察附着在犬肠壁上的犬钩虫和肠粘膜上的出血点。
5. 技术操作:
(1) 饱和盐水浮聚法(见图 4-7):

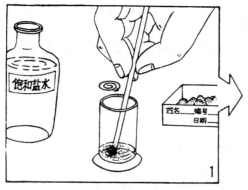

1. 挑取黄豆大的粪便一块，置于盛有少量饱和盐水的浮聚管中，充分调匀

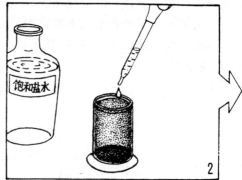

2. 加饱和盐水至近管口，挑去上浮粗渣，再用滴管滴加饱和盐水至液面略高于管口，但不溢出

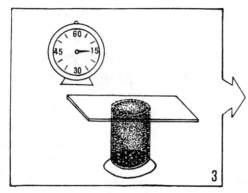

3. 管口覆盖一载玻片，使与液面接触（其间不能留有气泡）静置 15 min

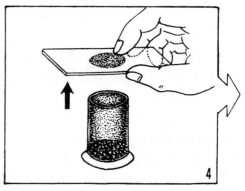

4. 将载玻片小心提起

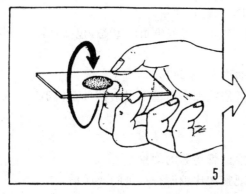

5. 迅速而平稳翻转载玻片，要防止玻片上液体滴落

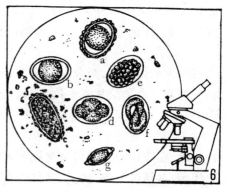

6. 立即镜检：
a. 蛔虫卵（受精）b. 蛔虫卵（受精、脱蛋白膜）c. 蛔虫卵（未受精）d. 钩虫卵（四细胞期）e. 钩虫卵（多细胞期）f. 钩虫卵（含蚴）g. 鞭虫卵

图 4-7　饱和盐水浮聚法

注:

① 浮聚管亦可用青霉素瓶代之。但因有瓶颈,浮聚效果不如直口浮聚管。

② 本法可浮聚钩虫卵(比重 1.055～1.080)、受精蛔虫卵(比重 1.110～1.130)和鞭虫卵(比重 1.150);未受精蛔虫卵的比重较大(比重 1.210～1.230),因而浮聚效果差。

③ 浮聚虫卵,必须在 30 min 内取下玻片镜检;否则可有部分虫卵下沉,影响检出效果。

④ 在玻片上液体内的虫卵,多数仍浮于盐水表面,镜检时应注意液面有无虫卵。

⑤ 饱和盐水配制:食盐 40 g,置于 100 mL 水中,加热煮沸使之溶解,冷却后过滤使用,比重为 1.20。

(2) 改良加藤厚涂片(计数)法(见图 4-8):

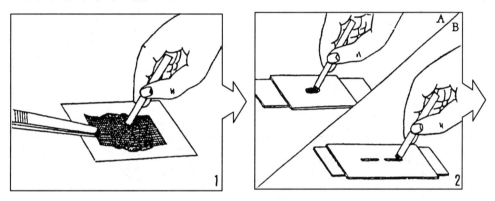

1. 将 5 cm×5 cm 大小的 100 目/吋尼龙绢筛网放在粪便上,用括板通过筛网括取粪便

2. 将定量板放在载玻片中部,并将刮得粪便填满 A(椭圆)或 B(两长孔)中

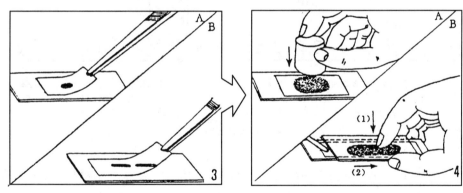

3. 取下定量板,在 A 椭圆孔上盖 25 cm×40 mm 的甘油透明纸,或 B 两长孔上盖 25 cm×50 mm 的甘油透明纸

4. 用 A 橡皮塞或 B 玻片轻压透明纸,使粪便扩张压薄,在 25℃经 1 h 镜检计数虫卵

图 4-8 改良加藤厚涂片(计数)法

注:

① 甘油透明纸制备:将透明纸条浸入透明液(蒸馏水 100 mL,纯甘油 100 mL,3% 孔雀绿 1 mL)中,24 h 后备用。

② 定量板:A 椭圆孔容粪量为 41.7 mg;B 两长孔容粪量为 43.5 mg。

③ 计算:A 椭圆孔　计数检得虫卵×24＝每克粪中虫卵数

B 两长孔　计数检得虫卵×23＝每克粪中虫卵数

④ 虫卵经甘油浸泡有的会变形,有的会过于透明,应注意识别。

(3) 钩蚴培养法(见图 4-9):

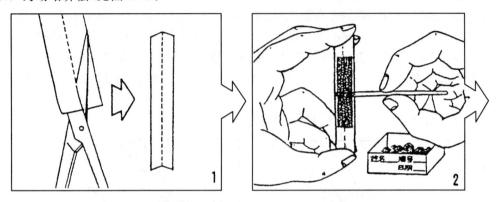

1. 用剪刀将滤纸剪成 1.4 cm×8 cm 的滤纸条(试管 1.5 cm×11.5 cm)并将纸条纵对折后摊开

2. 用牙签挑取黄豆大(0.5 g)粪便一块,均匀地涂在纸条中段

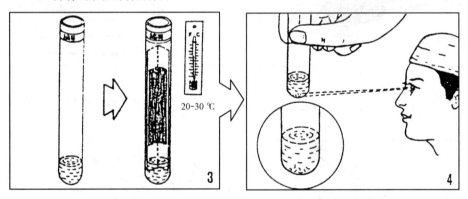

3. 将纸条插入已盛有 2 mL 冷开水的试管内,使下端浸入水中,于 25～30 ℃培养 4 d

4. 取出滤纸条,用肉眼或放大镜对光观察,检查管底有无钩蚴(呈蛇样活动)

图 4-9　钩蚴培养法

注：

① 气温低于 15 ℃时,对钩虫卵的发育不利,甚至死亡。故在冬季排便后,应随送随做培养。

② 滤纸条要用剪刀剪,不能用刀裁,以免纸纤维落入水中与钩蚴混淆。

③ 试管内水分易挥发,应常沿管壁滴加少量冷开水,使滤纸条保持与水经常接触。但勿浸及滤纸上的粪便。

④ 夏季需用纸张或纱布遮盖管口,以免混虫进入管内。

⑤ 钩蚴孵出后,有部分仍停留在滤纸上。检查前,可先将试管隔水浸于 40～50 ℃温水中 20 min,使幼虫向下移至水中;此时钩蚴亦较活动,可提高检出率。

⑥ 若将培养时间延长至 7 d,使杆状蚴发育至丝状蚴,可作虫种鉴别。

⑦ 在操作中应防止感染。检查完毕后应将纸条和试管浸于沸水中杀灭钩蚴。

(4) 洪氏过滤改良虫卵计数法(示教)(见图 4-10):

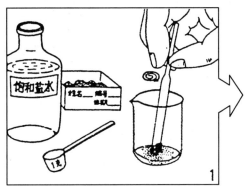
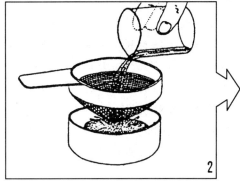

1. 用小粪勺量取粪便 1 g,放入小杯子中,加饱和盐水少许,充分调匀

2. 将粪匀浆经小铜丝筛滤于虫卵计算器中,杯子和筛子均用饱和盐水冲洗,并滤入计算器内

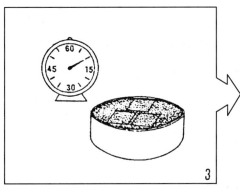
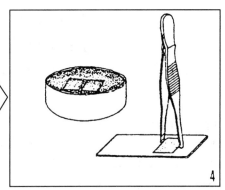

3. 加饱和盐水至充满计算器。在液面上作"品"字形平放 18 mm×18 mm 盖玻片 3 张(盖片下勿使留有气泡),避风静置 10 min

4. 用镊子平取盖玻片,放在载玻片上,逐个视野镜检虫卵,计数 3 张盖片下所有虫卵数

图 4-10 洪氏过滤改良虫卵计数法

计算法:

$$每克粪便虫卵数 = \frac{3\text{张盖玻片的虫卵总数}}{3} \times 7 \times 粪便性状纠正系数$$

注:

① 洪氏计算器内径为 5.35 cm,高 2 cm,其圆面积相当于 7 张 18 mm×18 mm 的盖玻片面积。

② "粪便性状纠正系数":硬粪为 1,软粪为 2,粥样粪为 3,水样粪为 4。

③ 粪便必须调匀。加饱和盐水时,勿使粪液溢出器外,致虫卵流失。

④ 放盖玻片时要小心平放,勿使盖玻片上粘有粪液,致盖片下沉。

五、实验报告

注:粪便直接涂片法与饱和盐水浮聚法检出虫卵数的比较,要求各检查 10 个低倍视野,求出每一低倍视野虫卵的平均数进行比较。

思考题

1. 钩虫和蛔虫的生活史有何异同?
2. 钩虫病的传播与其在外界发育的关系。
3. 钩虫性皮炎是怎样引起的?怎样处理?
4. 钩虫引起贫血的机制是什么?为什么有的出现明显贫血?有的贫血则不明显?
5. 鉴别成虫或丝状蚴的虫种有何实际意义?
6. 如何了解某一地区钩虫病的流行情况?何时开展查治工作最为适宜?
7. 确诊钩虫感染有哪几种方法?并比较其优缺点。

第三节 丝虫、旋毛虫

班氏吴策线虫(班氏丝虫)
Wuchereria bancrofti
马来布鲁线虫(马来丝虫)
Brugia malayi

一、病名
丝虫病(filariasis)。

二、要求
1. 掌握丝虫生活史的特点。
2. 掌握两种微丝蚴的识别形态和微丝蚴的检查法。
3. 了解丝虫的致病情况和两种丝虫致病的异同。
4. 了解丝虫病的传播和防治。

三、理论基础
(一)生活史

见图4-11。

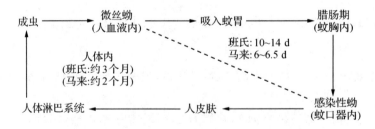

图4-11 丝虫生活史

(二)要点
1. 成虫在淋巴系统中寄生。
2. 微丝蚴在血液和淋巴液中寄生。
3. 生活史中需要中间宿主(媒介)蚊。

4. 感染阶段是感染性蚴;感染途径是经皮肤。
5. 微丝蚴在外周血液内呈夜现周期性,在诊断上有重要意义。
6. 致病作用主要是成虫引起的。
7. 丝虫的防治在于防蚊灭蚊和普查普治。

(三) 多媒体实验教学(丝虫、旋毛虫)

四、实验内容

1. 丝虫成虫(示教)。
2. 微丝蚴:已脱血红蛋白的厚血膜,用低倍镜检查未染色的微丝蚴,注意与棉花纤维等的区别。
3. 班氏微丝蚴与马来微丝蚴染色标本:观察其形态大小、鞘膜,比较两种微丝蚴头隙长短、体核疏密及有无尾核(尾核观察结合示教标本)。
4. 丝虫感染期幼虫(在蚊口器内)和腊肠期幼虫(示教)。
5. 蚊虫标本(主要媒介)。
6. 病理标本:阴囊橡皮肿(示教)。
7. 技术操作:

(1) 微丝蚴厚血膜检查法(见图 4-12):此法可用于普查。阳性者,染色后鉴别虫种。

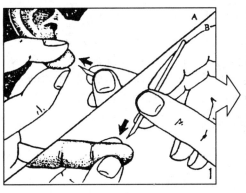

1. 用酒精棉球消毒耳垂或指尖,待干后,用刺血针快速刺破皮肤

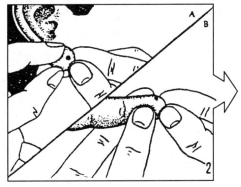

2. 轻轻压挤针孔周围皮肤,使出血

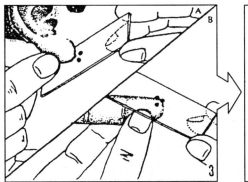

3. 取血3大滴,呈品字形置于洁净无油的载玻片上

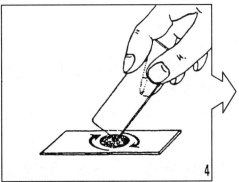

4. 用另一玻片的角,将3滴血涂成直径1.5 cm的厚血膜

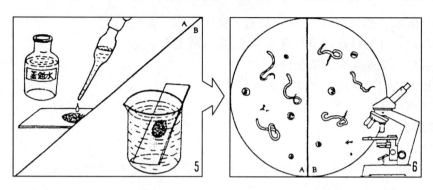

5. 血膜自然干燥后,A. 滴数滴蒸馏水于血膜上;或 B. 将血膜浸于蒸馏水中,至血膜呈灰白色

6. 倒去蒸馏水,揩干玻片背面的水渍,不待血膜干涸,用低倍物镜检查。A. 班氏微丝蚴;B. 马来微丝蚴

图 4-12 微丝蚴厚血膜检查法

注:

① 微丝蚴在末梢血液有夜现周期性,故采血时间应在晚上 9 时后至次晨 2 时前,刺血后第 1 滴血中微丝蚴比较多,应注意采集。

② 厚血膜要让其自然干燥,切勿加热烘干(≯40 ℃),以免红细胞变性而不能溶去血红蛋白。

③ 血片涂好后应防止灰尘和苍蝇、蟑螂等昆虫叮食。

④ 镜检时,光线宜暗;如溶血后的血膜已干,则须在血膜上涂一薄层水增加折光率后再镜检。

⑤ 微丝蚴阳性的血膜;可用瑞氏或姬氏染色(见疟原虫检查法)后镜检定种,亦可在干燥后的厚血膜上加上稀释的硼砂美蓝染色液数滴,同时溶血红蛋白和染色,10 min 后水洗镜检。

⑥ 硼砂美蓝染色液配制法:将 2 g 硼砂美蓝与 3 g 硼砂在研钵中研细,加蒸馏水 100 mL,溶解后过滤即成原液。使用时,将原液以蒸馏水作 1∶20 稀释成染色液。

(2) 检查未知血片:同学自己采制的厚血膜,脱血红蛋白后,趁湿在低倍镜下,按顺序移动检查是否有微丝蚴。

旋毛形线虫(旋毛虫)
Trichinella spiralis

一、病名

旋毛虫病(trichinelliasis)

二、实验内容

幼虫在肌肉内的标本与成虫染色标本(示教)。

三、实验报告

思考题

1. 输入含有微丝蚴的血液后能否引起丝虫病? 为什么?
2. 比较两种丝虫在人体寄生部位和引起丝虫病体征上的异同。
3. 怎样诊断一个丝虫病患者? 如何判断所得的结果?
4. 为什么认识微丝蚴的形态比认识成虫更重要? 两种微丝蚴有哪些主要区别点?
5. 检查丝虫病传染源时,应注意哪些问题?

第四节　华支睾吸虫、布氏姜片虫

华支睾吸虫(肝吸虫)
Clonorchis sinensis

一、病名

华支睾吸虫病或肝吸虫病(clonorchiasis)。

二、要求

1. 熟悉肝吸虫成虫的识别形态。
2. 掌握肝吸虫虫卵的形态特征及其实验室诊断方法。
3. 熟悉肝吸虫生活史和流行病学特点。
4. 了解肝吸虫的致病情况。

三、理论基础

(一) 生活史

见图 4-13。

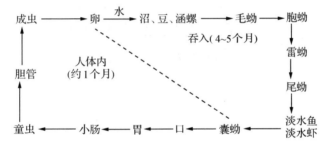

图 4-13　肝吸虫生活史

(二) 要点

1. 成虫雌雄同体，寄生在终宿主的肝胆管内。
2. 需要两个中间宿主。
3. 感染期：囊蚴。
4. 感染途径：经口。

(三) 多媒体实验教学(华支睾吸虫、布氏姜片虫)

四、实验内容

1. 成虫观察：

(1) 管装浸制标本：肉眼观察其颜色、大小、外形及口、腹吸盘位置。

(2) 染色玻片标本：放大镜观察虫体内部结构，注意其口、腹吸盘的位置、子宫位置、睾丸位置、形状及排列。

2. 虫卵观察：

分别用低、高倍镜观察虫卵的形态、大小、颜色、卵壳及内含物的特点。

3. 中间宿主的观察：

(1) 第一中间宿主：

豆螺：短宽,圆锥形,高约 11 mm,宽约 7 mm,5 个螺层,壳面光滑,体螺层较宽,有厣。活螺螺壳棕褐色,死后呈灰白色。

沼螺：短圆锥形,高 10～13 mm,宽 6～7 mm,5～6 个螺层。有厣,螺壳灰黄,淡黄或褐色,深浅不一,死后呈灰白色。

涵螺：较小,壳薄,坚固,透明,略呈球形。壳高约 8 mm,宽约 6 mm,有 3～4 个螺层,壳顶钝,螺旋部短宽。壳面呈灰白色,光滑,厣为石灰质的薄片。

(2) 第二中间宿主：

淡水鱼：主要为鲤科鱼。体呈纺锤形而侧扁,吻钝,唇厚,口角有触须 1 对或 2 对,圆鳞因鱼种不同,大小可殊异。

淡水虾：如米虾、沼虾等。

(四) 检查鱼肉,观察囊蚴：低倍镜下观察囊蚴的形态、大小及内部结构。

(五) 生活史展览。

五、实验报告

思考题

结合肝吸虫生活史,讨论肝吸虫病的流行因素及其防治措施。

布氏姜片吸虫(姜片虫)
Fasciolopsis buski

一、病名
姜片虫病(fasciolopsiasis)。

二、要求
1. 了解姜片虫成虫的识别形态。
2. 掌握姜片虫卵的形态特征及了解其实验诊断方法。
3. 熟悉姜片虫的生活史和流行病学特点。
4. 了解姜片虫的致病情况。

二、理论基础
(一) 生活史

见图 4-14。

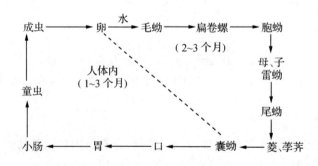

图 4-14　姜片虫生活史

(二) 要点
1. 成虫雌雄同体，在终宿主体内寄生于十二指肠及空肠上端。
2. 中间宿主：扁卷螺。
3. 传播媒介：红菱、荸荠、茭白、水浮莲等水生植物。
4. 感染期：囊蚴。
5. 感染途径：经口。

三、实验内容

1. 成虫观察：
(1) 管装浸制标本：肉眼观察其外形、大小、颜色及口、腹吸盘位置。
(2) 染色玻片标本：放大镜观察其口、腹吸盘位置、睾丸位置及形状、子宫位置、肠支的形状及位置。
2. 虫卵观察：分别经低、高倍镜观察虫卵的形态、大小、颜色、卵壳及内含物的特点。
3. 中间宿主的观察：扁卷螺，螺呈小圆盘状，螺旋在一个平面上旋转，壳宽5～9 mm，壳高1.5～2.5 mm。
4. 传播媒介的观察（示教）。
5. 囊蚴的观察（示教）。
6. 生活史展览。

四、实验报告

思考题

结合生活史，讨论姜片虫病的流行因素及其防治措施。

第五节　血吸虫

日本裂体吸虫（日本血吸虫）
Schistosoma japonicum

一、病名
日本血吸虫病（schistosomiasis）。

二、要求
1. 掌握日本血吸虫生活史以及完成生活史的必要条件。
2. 掌握日本血吸虫虫卵形态特征和毛蚴在水中的形态及运动特点。
3. 了解日本血吸虫成虫和尾蚴的形态特点。
4. 了解日本血吸虫病的主要致病机制及对人体的危害性。
5. 了解日本血吸虫病的流行因素及其防治原则。
6. 熟悉诊断日本血吸虫病的常用病原学及免疫学检查方法。

三、理论基础
(一) 生活史
见图 4-15。

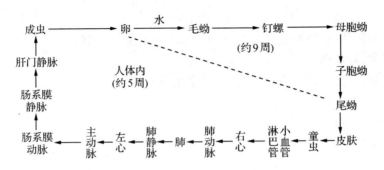

图 4-15 日本血吸虫生活史

（二）要点

1. 成虫雌雄异体，在终宿主体内，主要寄生在门静脉、肠系膜下静脉和痔上静脉内。
2. 需要中间宿主：钉螺。在螺体内进行无性繁殖。
3. 感染期：尾蚴。
4. 感染途径：经皮肤。
5. 尾蚴侵入人体后，需经血循环移至肝内血管发育为成虫，再逆血流移行至寄生部位。
6. 日本血吸虫对人体的危害，主要是由虫卵，特别是成熟活虫卵所致。基本病变为虫卵肉芽肿形成，以肝脏及结肠为重。
7. 粪中发现虫卵，孵化发现毛蚴，是日本血吸虫感染的病原诊断依据。血清免疫学检查，是目前综合检查日本血吸虫感染的有效手段。
8. 日本血吸虫病防治，宜采用综合措施：查病治病，查螺灭螺，管粪管水和加强防护等。

（三）多媒体实验教学（日本血吸虫）

四、实验内容

1. 日本血吸虫生活史展览。
2. 日本血吸虫成虫：
   （1）管装浸制标本：观察雌雄成虫的外形、长短、粗细及呈现合抱状态的雌雄成虫。
   （2）染色玻片标本：观察雄虫的口、腹吸盘位置，抱雌沟位置及形状，睾刃位置数目及排列方式。观察雌虫的口、腹吸盘位置、卵巢形状及位置、子宫位置。
3. 日本血吸虫卵（玻片标本）：用低、高倍镜仔细观察虫卵的形态、大小、颜色、卵壳特点及其内含物。
4. 日本血吸虫毛蚴：取含活毛蚴的三角烧瓶，用肉眼或放大镜寻找接近水面处快速运动的长小白点（即毛蚴），细心观察此小白点的运动特点。另取有草履虫或其他水生原虫的三角烧瓶，作同样观察，与毛蚴作比较鉴别。
5. 日本血吸虫尾蚴（示教）：观察尾蚴以其体部浮贴于水面，其尾部悬于水面下并向前弯曲，体态稍呈逗点状。活动时以其尾部扭曲挥动（注意：观察时勿用手去接触，以防感染）。
6. 钉螺：用肉眼观察其外形、大小、唇嵴及纵肋。并与钉螺相似的某些螺类，如菜螺、吸蠃螺（又称烟管螺、壁螺）、色卷螺（又称海狮）等进行比较鉴别。
7. 日本血吸虫病运动模型——病兔或小白鼠解剖：观察成虫在肠系膜静脉内寄生的情况。注意肝脏和肠壁上的白色虫卵结节。
8. 日本血吸虫病病理标本——肝脏和肠：肉眼观察病变的情况。

9. 日本血吸虫病组织切片——肝脏虫卵肉芽肿。
10. 技术操作：
（1）沉淀孵化法：沉淀浓集法和毛蚴孵化法并用（示教）（见图4-16）：

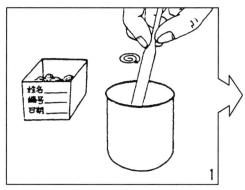

1. 取新鲜粪便 30 g（鸡蛋大），置于搪瓷杯内，加少量清水，用竹板充分调成糊状

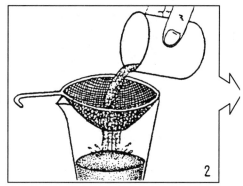

2. 粪汁经 60 目/吋的铜丝筛过滤于量杯内，并用清水冲洗粪渣至注满量杯

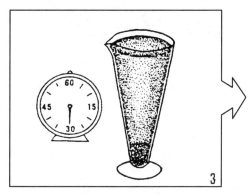

3. 静置沉淀 30 min

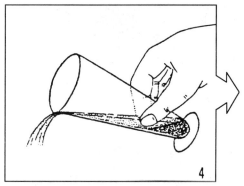

4. 小心倒去上面的粪水，留下沉渣

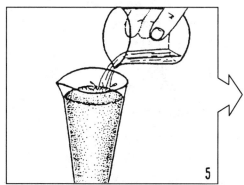

5. 再加清水至满量杯

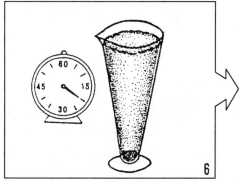

6. 静置沉淀 20 min

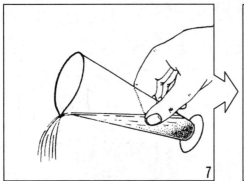

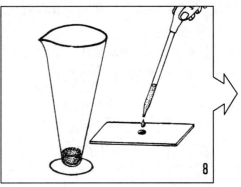

7. 倒去上面的粪水,如此反复清洗数次,直至上面的水澄清为止

8. 倒去上面的水,吸取沉渣涂片镜检。1~8步骤,统称为沉淀浓集法

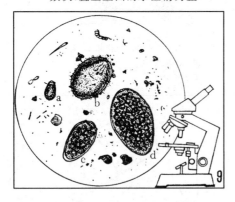

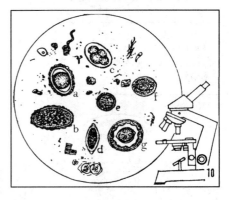

9. 镜检:a.肝吸虫卵;b.日本血吸虫卵;c.卫氏并殖吸虫卵;d.姜片虫卵

10. 镜检:a.受精蛔虫卵;b.未受精蛔虫卵;c.钩虫卵;d.鞭虫卵;e.带绦虫卵;f.微小膜壳绦虫卵;g.缩小膜壳绦虫卵

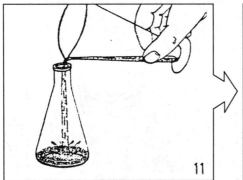

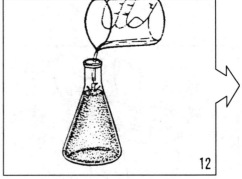

11. 将镜检血吸虫卵阴性的沉渣倒入 250 mL 三角烧瓶内

12. 加清水至近瓶口

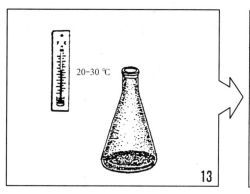

13. 置于 20～30 ℃温度的环境中孵化

14. 经 4、8 h 和次晨各观察 1 次。观察时,将瓶对侧光,瓶后衬以黑纸,眼平视瓶颈部。11～14 步骤,统称为毛蚴孵化法

图 4-16 沉淀孵化法

注:

① 粪便的量与检出率有关。粪便过少或不新鲜,都可影响检出率。过多时,则要增加换水的次数,影响工作效率。

② 孵化用水必须是清水。如水质混浊有水虫,可将水加热至 60 ℃以上杀死水虫,或在每 50 kg 水中加明矾 2 g 和漂白粉 0.4 g(漂粉精 0.2 g),充分搅拌以杀死水虫,加漂白粉的不盖缸盖,夏季经 6 h,冬天经 24 h,待氯自然散去后使用。急用时,可在加漂白粉 0.5～1 h 后,加硫代硫酸钠(大苏打)约 0.2～0.4 g,经 0.5 h 脱氯后使用(余氯必须在 0.3 ppm 以下)。水也可以经 260 目/寸尼龙绢过滤去除水虫后使用。

③ 孵化用水的适宜酸碱度为 pH 7.2～7.6。在工矿附近的地区,要注意水源是否被废水污染,以免影响孵化。

④ 毛蚴的孵出与温度关系很大,温度高孵出快,但死亡亦快,因此应适当提早观察时间。水温在 25 ℃以上时,毛蚴可在换水清洗时已孵出而被倒掉,为此,可用 1%～1.2%盐水进行换水清洗以抑制毛蚴过早孵出(盐水浓度在 0.7%即可开始抑制孵化,在 1.2%以上可杀死虫卵),在最后一次沉淀和灌三角烧瓶孵化时换清水。在冬季可用 40 ℃温水灌瓶,并用人工保温以加速毛蚴孵出。

⑤ 操作过程中应绝对防止相互污染。所用器材应反复清洗,并用沸水泡杀虫卵。

⑥ 毛蚴与水中自由生活原虫的区别(见表 4-1):

表 4-1 毛蚴与原虫的区别

	颜色	大小	活动时体态	活动方向	活动速度
毛蚴	灰白色	较均匀	体长,前端较宽	全朝一个方向作直线运动	迅速、均匀
水虫	灰白色	小、不等	体长,两端较尖,或椭圆形	无一定方向,常作摇摆、旋转运动。有时会停留在容器上	快慢不等

⑦ 有些地区采用锦纶(尼龙)筛淘洗粪便,以代替沉淀集卵的步骤。锦纶筛法清洗集卵较沉淀法快,可节省时间又可省水,检出效果与沉淀法无显著差异。其方法如下:将粪便加水调匀,先经 60 孔/寸铜丝筛滤去粗粪渣,滤下的粪液再经 260 孔/寸锦纶筛过滤,并用莲蓬头冲洗

筛中粪渣至粪液洗净。由于血吸虫卵较 260 孔/吋锦纶筛的网孔大，因此虫卵多被集中于筛内（蛔虫、钩虫、鞭虫、肝吸虫等较小的虫卵，可漏过网孔）。将筛中清洗后的粪渣置于三角烧瓶内，加水进行孵化。网筛要注意清洗消毒，防止交叉污染。

五、实验报告

思考题

1. 日本血吸虫成虫寄生在肠系膜静脉里，为什么能用粪检法来诊断？粪便检查是否能确诊所有的病例？
2. 日本血吸虫生活史的主要环节是什么？
3. 日本血吸虫卵的形态特征怎样？和钩虫卵、蛔虫卵及蛲虫卵有所区别？
4. 如何区别运动着的日本血吸虫毛蚴和草履虫？
5. 日本血吸虫的致病机理是什么？
6. 在血吸虫感染率和感染度日趋下降的情况下，诊断日本血吸虫病，应采用哪些方法？
7. 防治和消灭日本血吸虫病，应抓住哪些关键？为什么要采取综合措施？

第六节 卫氏并殖吸虫、斯氏狸殖吸虫

卫氏并殖吸虫
Paragonimus westermani

斯氏狸殖吸虫
Pagumogonimus skrjabini

一、病名

并殖吸虫病(paragonimiasis)。

二、要求

1. 熟悉卫氏并殖吸虫成虫的鉴别形态及与斯氏狸殖吸虫的主要区别。
2. 掌撑卫氏并殖吸虫虫卵形态特征及了解其实验诊断方法。
3. 熟悉卫氏并殖吸虫生活史和流行病学特点。
4. 了解并殖吸虫的致病情况。

三、理论基础

（一）生活史（卫氏并殖吸虫）

见图 4-17。

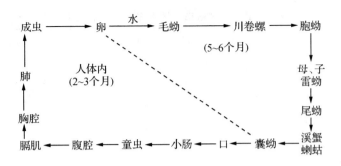

图 4-17 卫氏并殖吸虫生活史

（二）要点

1. 成虫雌雄同体，在终宿主体内主要寄生于肺。
2. 需要两个中间宿主：
（1）第一中间宿主：川卷螺（黑螺或梅螺）；
（2）第二中间宿主：溪蟹或蝲蛄。
3. 感染期：囊蚴。
4. 感染途径：经口。
5. 童虫在体内有移行过程，最后到达肺脏发育为成虫。
6. 卫氏并殖吸虫和斯氏狸殖吸虫主要区别（见表 4-2）。

（三）多媒体实验教学（卫氏并殖吸虫、斯氏狸殖吸虫）

四、实验内容

1. 成虫观察
（1）管装浸制标本：肉眼观察其外形、大小、颜色及口、腹吸盘位置。
（2）染色玻片标本：放大镜观察其口、腹吸盘位置，卵巢位置及分支情况，睾丸位置、形状及排列。
2. 虫卵观察：分别经低、高倍镜观察虫卵的形态、大小、颜色、卵壳及内含物的特点。
3. 中间宿主观察：
（1）第一中间宿主：
川卷螺：中等大小，螺壳呈长圆锥形，壳面光滑或具肋，壳顶钝，壳面褐色。
（2）第二中间宿主：
溪蟹、蝲蛄：用肉眼观察其外形特点。
4. 囊蚴的观察（示教）。
5. 生活史展览。
6. 并殖吸虫病病理标本的观察（示教）。
7. 斯氏狸殖吸虫成虫（示教）。

表 4-2　卫氏并殖吸虫与斯氏狸殖吸虫的主要区别

		卫氏并殖吸虫	斯氏狸殖吸虫
成虫	外形	椭圆形	棱形
	大小	(7.5～12) mm×(4～6) mm	(11～8.5) mm×(3.5～6) mm
	长：宽	2：1	(2.4～3.2)：1
	口、腹吸盘	几乎等大	口吸盘<腹吸盘
	腹吸盘位置	体中线前	体前 $\frac{1}{3}$ 处
	卵巢分叶	5～6 叶	细而多
	睾丸分枝	少	多
虫卵(平均)		90 μm×55 μm,椭圆形	71 μm×48 μm,多数不对称
	第一中间宿主	川卷螺卷	拟钉螺属,小豆螺属
	第二中间宿主	华溪蟹属、溪蟹属、蝲蛄属	华溪蟹属
	人体内发育	适宜、正常	绝大多数童虫不发育到成虫期
	临床表现	肺型为主	游走性皮下结节
	诊断	痰、粪检查虫卵	活体检查、免疫诊断

8. 斯氏狸殖吸虫的第一中间宿主(示教)：
(1) 拟钉螺：螺体小,壳高约 4～5 mm,圆锥形,壳质薄而光滑,色暗黑略透明,易碎。
(2) 小豆螺：螺体很小,壳高仅 1.7 mm 左右,壳质薄而透明,色灰白或灰黑,壳顶钝圆。
9. 两虫比较见表 4-2。

五、实验报告

思考题

1. 结合生活史,讨论卫氏并殖吸虫病的流行因素及其防治措施。
2. 讨论卫氏并殖吸虫病的致病情况,并与斯氏狸殖吸虫病进行比较。
3. 从形态和生活史上,列表比较肝吸虫、姜片虫、卫氏并殖吸虫及日本血吸虫。

第七节　猪带绦虫、牛带绦虫

猪带绦虫
Taenia solium
牛带绦虫
Taenia saginata

一、病名

带绦虫病(taeniasis)、囊尾蚴病(囊虫病)(cysticercosis)。

二、要求

1. 熟悉两种带绦虫完整虫体的识别形态及其生活史要点。
2. 掌握两种带绦虫成虫的头节、孕节的鉴别要点。

3. 掌握带绦虫虫卵的形态特征。
4. 了解两种带绦虫成虫的致病作用和猪囊尾蚴病的重要性。
5. 了解两种带绦虫病的流行因素及其防治原则。

三、理论基础

（一）生活史（猪带绦虫）

见图 4-18。

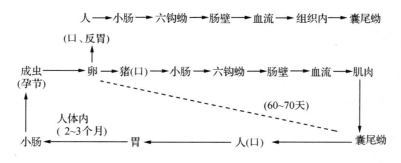

图 4-18　猪带绦虫生活史

（二）要点

1. 成虫在人体小肠内寄生。
2. 幼虫（即囊尾蚴）在猪体肌肉内、人体皮下组织及肌肉等组织内寄生。
3. 人吃了含有囊尾蚴的猪肉而感染猪带绦虫成虫。
4. 人误食猪带绦虫虫卵而感染囊尾蚴；或因有猪带绦虫成虫寄生而自体感染囊尾蚴。

（三）多媒体实验教学（猪带绦虫、牛带绦虫）

四、实验内容

1. 猪带绦虫、牛带绦虫成虫（示教）：注意虫体的形状、长短、颜色及头节、颈部和链体的排列与外形。
2. 猪带绦虫、牛带绦虫的头节（示教）：观察头节的外形及其附着器官。
3. 猪带绦虫、牛带绦虫的成节（示教）：注意其基本形态、卵巢、子宫及睾丸的形状及部位。
4. 猪带绦虫、牛带绦虫的孕节：观察其基本形态，注意子宫分枝数。
5. 猪带绦虫（牛带绦虫）的虫卵：分别用低、高倍镜观察其外形、大小、颜色、胚膜的厚度及放射状条纹、胚膜内幼虫的结构。
6. 猪囊尾蚴：肉眼观察其外形、大小、颜色、头节（注意囊内有一小白点即其内陷的头节）。
7. 猪肉和牛肉病理标本（示教）：肉眼观察猪肉和牛肉中囊尾蚴寄生的情况。
8. 脑病理标本（示教）：注意猪囊尾蚴寄生的情况。

五、实验报告

思考题

1. 列表区别猪带绦虫与牛带绦虫的形态。
2. 比较猪带绦虫与牛带绦虫生活史的不同点。
3. 为什么猪带绦虫比牛带绦虫对人体的危害大？
4. 根据所学的知识，您如何来防治带绦虫病？

第八节　细粒棘球绦虫(包生绦虫)

Echinococcus granulosus
(附:膜壳绦虫、裂头绦虫)

一、病名

棘蚴病或包虫病(echinococcosis)。

二、要求

1. 了解细粒棘球绦虫的识别形态、生活史及在医学上的重要性。
2. 熟悉棘球蚴病的诊断方法、流行因素和防治原则。
3. 熟悉两种膜壳绦虫虫卵的形态特征。
4. 熟悉裂头蚴的形态特征。

三、理论基础

(一) 生活史

见图4-19。

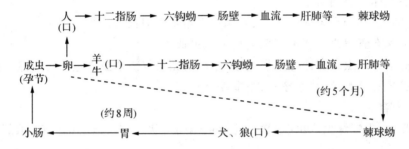

图 4-19　细粒棘球绦虫生活史

(二) 要点

1. 成虫寄生在犬、狼等动物小肠内。
2. 幼虫(棘球蚴或包虫)寄生于羊、牛和人等体内。在人体以肝、肺等处为常见。
3. 人因吞入细粒棘球绦虫虫卵而感染棘球蚴。

(三) 多媒体实验教学(包生绦虫)

四、实验内容

1. 细粒棘球绦虫(示教):注意虫体的形状、长短及虫体分节情况。
2. 棘球蚴瓶装浸制标本(示教):观察其大体形态。
3. 棘球蚴病肝、肺(示教):注意其内含物。
4. 棘球蚴病肺组织切片(示教)。
5. 棘球砂:注意其内含物。
6. 缩小(长)膜壳绦虫虫卵(示教)。
7. 微小(短)膜壳绦虫虫卵(示教):观察其形态、大小、颜色及内含物等,注意两种膜壳绦虫卵的基本结构及其不同点。

8. 裂头蚴(示教)：条带状，大小约 300 mm×0.7 mm，体前端稍大。注意头节的背、腹面各有一条纵行的吸槽，体不分节。

五、实验报告

思考题

1. 讨论棘球蚴病的致病作用及其诊断方法。
2. 棘球蚴病在我国的哪些地区流行，为什么？其防治原则怎样？

第九节　血液和组织内寄生虫的实验诊断

一、间接荧光抗体试验(indirect fluorescent antibody test, IFAT)

用血吸虫成虫或虫卵切片作抗原，加待检血清，经温育、洗涤后加荧光素标记的抗体，用荧光显微镜观察结果。操作步骤：

1. 用蜡笔将抗原点围圈隔离；
2. 在每个抗原位置滴加满已稀释的血清样本，置 37℃ 孵育 30 min；
3. 用 pH 8.0、0.01 mol/L PBS 冲洗后再置同样 PBS 液中浸泡 5 min，并不断摇动，重复 1 遍后取出吹干；
4. 在抗原位点滴加经 pH 8.0 PBS 适当稀释的羊抗人 IgG 荧光抗体，使抗体完全覆盖抗原膜，置 37℃ 孵育 30 min；
5. 经洗涤[同(3)]后用 0.1‰ 伊文思蓝复染 10 min，再用 PBS 流水冲洗 0.5～1 min 并吹干；
6. 用 pH 8.5 或 pH 8.0 碳酸缓冲甘油封片镜检。在低倍或高倍镜下可见到黄绿色清晰荧光发光体，而阴性对照不出现者为阳性。根据特异性荧光亮度及被检物形态的清晰度把反应强度按 5 级区别(卌,卄,+,±,-)，"+"以上的荧光强度为阳性，设阴性对照和阳性对照。

二、酶联免疫印渍试验(enzyme-linked immuno-blotting, ELIB)

该方法是在蛋白质凝胶电泳和固相免疫酶测定基础上发展起来的实验技术。血吸虫抗原经 SDS 聚丙酰胺凝胶电泳(SDS-PAGA)后按其蛋白质分子量大小分离成不同的条带，这些蛋白带经电转印到硝酸纤维薄膜上，然后借助固相免疫酶联吸附试验方法，即显示出与血清中相应抗体发生特异性结合的抗原组分。由于该方法能识别某些特定的抗原组分，因而比其他一般的血清学方法更具特异性。操作步骤：

1. 样本分离：(1)取日本血吸虫新鲜成虫或虫卵按一定比例加样本缓冲液，摇匀，置沸水浴 2 min，离心(1 000 r/m,3 min)，取上清液备用；(2)将上述抗原样本进行单梳 SDS-PAGE 电泳分离。左侧梳孔加标准分子量蛋白，梳孔右侧样槽加抗原液，电压控制在 160～180V。
2. 电泳转印：(1)从电泳板中取出已完成电泳的凝胶片浸泡在盛有转印缓冲液(TB)的搪瓷盘内；(2)在 TB 液内组成转印夹心板层，取出相应大小的硝酸纤维膜(NC)，徐徐浸泡在 TB 液内，将凝胶片与薄膜光面紧贴。两面各放置两层浸湿滤纸和一层海绵垫(厚 0.5～1 cm)，做好方位标记，最后夹于两层有孔塑料衬板之间，绝对避免各层有气泡；(3)将 TB 倒入转印槽中，然后插入转印板，使凝胶片位于阴极端，NC 薄膜位于阳极端；(4)置转印槽于 4℃ 冰箱内，通电转印数小时或过液，电流控制在 250 mA。

3. 探针检测：(1)取出转印好的 NC 薄膜，水平地放入猝灭剂中，室温摇动 1 h 以封闭未吸附蛋白质区域，然后用洗涤缓冲液洗 2～3 次，第 30 min 以除去变性剂，使蛋白质的天然状态和生物特性得到恢复；(2)平置 NC 薄膜于浸有 Tris-缓冲盐水(TBS)的滤纸上，用刀片将薄膜按电泳方向分割为宽约 0.5 cm 的直条，用铅笔做好上端标记；(3)取其中一细条，并同标准蛋白带一起作氨基墨染色(或银染，或考马斯亮蓝染)测试分离效果并确定分子量。其余细条晾干后置 4℃作印渍试验备用(抗原活性保持 3 个月以上)。

4. 印渍试验：(1)置抗原条于分析反应板的反应槽内，正面向上，每槽 1 条，预先用 0.05% TBS-Tween 液浸湿；(2)被检血清用 TBS-T 液稀释(常用 1∶150)，加入反应槽中，以浸没膜条为限，常需 0.5～1.5 mL，相当于 10 μL 血清样量，每槽加液量相同；(3)室温 20～25 ℃振荡 60 min，以后用 TBS-T 洗 6 次，每次 3 min；(4)加已稀释的羊抗人或免酶结合物，温育 1.5 h，洗涤同上；(5)加入新配制的底物溶液(TBS 50 mL+0.3% 萘酚甲醇 3 mL+30% H_2O_2 10 mL；或二氨基联苯胺 DAB 5 mg/mL，0.05 mol/L 柠檬酸磷酸缓冲液，pH 5.0，每 60 mL 加 3% H_2O_2 20 μL+1% $CoCl_2$ 0.6 mL；(6)15 min 用蒸馏水冲洗数次终止反应，薄膜条取出置玻璃板自然干燥；(7)阳性反应可见蓝黑色(四氯-萘酚底物)或棕色(DAB)条带。

思考题

1. 根据我国寄生虫病流行特点，为什么对血液和组织内寄生虫感染要用抗原检测方法？
2. 在进行酶联免疫印渍操作时应注意哪些有关事项？

第十节 医学蠕虫小结和复习

一、要求

1. 熟悉线虫、吸虫和绦虫的一般分类形态特征。
2. 掌握常见人体寄生蠕虫的主要识别形态、生活史要点及其传播方式。
3. 掌握常见人体寄生蠕虫病的实验诊断方法。

二、理论基础小结

1. 蠕虫的概念：蠕虫是多细胞动物，蠕形，体软能蠕动。蠕虫这一句词很笼统，蚯蚓、蚂蝗等也包括在内，能自由生活，或在动植物体内寄生。
2. 人体蠕虫，多数寄生在人体的各种脏器中，包括有吸虫、绦虫和线虫。蠕虫引起的疾病称为蠕虫病，即包括吸虫病、绦虫病和线虫病(见表 4-3)。
3. 吸虫：虫体一般背腹扁平，两侧对称，呈叶状或长舌状，大多雌雄同体，有口、腹吸盘，消化道无肛门。如日本血吸虫、姜片虫及卫氏并殖吸虫。
4. 绦虫：体呈带状、背腹扁平，大小不一。体分头节、颈部及链体(节片)。无消化道。如猪带绦虫、牛带绦虫及细料棘球绦虫。
5. 线虫：体圆柱状或线状，雌雄异体。消化道有肛门。如钩虫、蛔虫、蛲虫、鞭虫及丝虫。
6. 人体常见寄生虫虫卵(见表 4-4)。

第四章 病原生物学·人体寄生虫学

表 4-3 医学蠕虫小结表

虫种	中间宿主或媒介	感染期	感染途径	主要寄生部位	致病情况	检查方法	流行情况	保虫宿主	防治原则 预防	防治原则 常用治疗药物
蛔虫	无	感染性含蚴卵	经口	小肠	夺取营养,消化道症状,阻塞肠道,胆道,毒素刺激	粪检查虫卵	普遍,儿童较多,较重	无	个人卫生,环境卫生,粪便管理	甲咪唑,丙硫咪唑等
鞭虫	无	含蚴卵	经口	盲肠	一般无症状	粪检查虫卵	普遍	无	个人卫生,环境卫生	甲苯咪唑,阿苯哒唑等
蛲虫	无	含蚴卵	经口	盲肠	肛门瘙痒	透明胶纸法检查虫卵	儿童多见	无	个人卫生,环境卫生	丙硫咪唑,甲苯咪唑等
钩虫	无	丝状蚴	经皮肤	小肠(上部)	皮炎,肺部症状,贫血,消化道症状,异嗜症	粪检查虫卵(饱和盐水浮聚法、钩蚴试管培养法)	农村多见	无	个人防护,粪便管理,改良种植和施肥方法	甲苯咪唑,丙硫咪唑等
丝虫	蚊	感染性幼虫	经皮肤	淋巴系统	淋巴管炎、淋巴结炎丝虫热、乳糜尿、象皮肿	晚上取血检查微丝蚴	黄河以南17个省、市、自治区	无	防蚊灭蚊	海群生、呋喃嘧酮、伊维菌素(IVM)等
旋毛虫	无	囊包	经口	小肠、肌肉	肠炎、肌炎、变态反应	活体检查囊包、免疫诊断:IHA,ELISA	西藏、云南等地	猪、鼠、猫、犬等	加强肉类检查,改善养猪方法,扑灭老鼠	甲苯咪唑,丙硫咪唑等
日本血吸虫	钉螺	尾蚴	经皮肤	门脉系统	基本病变:嗜酸性脓肿、虫卵肉芽肿、纤维化等变化。临床部位:肝、肠、肺、脑。血吸虫病(急性、慢性、晚期)	病原学检查:检出虫卵或毛蚴,免疫学检查:检出特异抗体或特异抗原	长江以南14个省、市、自治区	牛、犬等家畜和野生动物	粪便管理,个人防护,治疗和消灭保虫宿主,全用水、安全用水,消灭钉螺	吡喹酮(8440)等
肝吸虫	沼螺、豆螺、淡水鱼虾	囊蚴	经口	肝胆管	胆管及胆囊炎症	粪便或十二指肠液检查虫卵免疫诊断	广东、台湾、江苏、山东、河南等省	猫、犬等食鱼肉动物	不食生鱼、虾,改进养鱼方法,消灭病猫、病犬	吡喹酮
姜片虫	扁卷螺、菱、荸荠等(媒介)	囊蚴	经口	小肠(上部)	夺取营养,消化道症状	粪检查虫卵	浙江、广东、江西、江苏等省	猪	预防感染(菱、荸荠),粪便管理,治疗病猪	吡喹酮
卫氏并殖吸虫	川卷螺、溪蟹、蝲蛄	囊蚴	经口	肺、脑等	破坏组织,脑组织成囊肿、脓肿、胸肿、咯血,腹痛	检查痰及粪便中虫卵,免疫诊断	浙江、吉林、辽宁、黑龙江、四川及台湾等省	猫、犬、虎、豹等	不生食溪蟹蝲蛄,消毒痰液,捕杀病猫、犬等	吡喹酮
猪带绦虫	猪,人	猪囊尾蚴卵	经口	小肠(囊尾蚴:脑、皮下、肌肉)	夺取营养,消化道症状,囊尾蚴病	检查粪中虫体、孕节或虫卵(囊尾蚴病诊断困难),CT	各地均有,北方及西南方较多	无	肉类检查,不吃生猪肉,粪便管理	槟榔-南瓜子、吡喹酮、丙硫咪唑、甲苯咪唑等
牛带绦虫	牛	牛囊尾蚴	经口	小肠	夺取营养,消化道症状	查节片、透明胶纸法查虫卵	西藏、内蒙古、贵州	无	肉类检查,不吃生牛肉,粪便管理	槟榔-南瓜子、吡喹酮、丙硫咪唑、甲苯咪唑等
棘球蚴	人、羊、牛等	卵	经口	肝、肺等	包虫病、压迫或损害肝、肺,有时引起过敏性休克	免疫诊断,超声检查,X射线检查,CT	西北,内蒙古等畜牧区	人体传染源系:病犬	个人卫生,处理病犬及粪,处理病羊、牛脏器	吡喹酮,甲苯咪唑,手术摘除

表 4-4 人体常见寄生虫虫卵形态鉴别特征

虫卵	平均大小（μm）	形状	颜色	卵壳	内含物
蛔虫卵（受精）	60×45	椭圆形	棕黄色	厚、壳外有一层波浪状的蛋白质膜，此膜有时可脱落呈无色	一个大而圆的卵细胞
蛔虫卵（未受精）	90×42	长椭圆形或不规则	棕黄色	壳和蛋白质膜较受精卵薄	大小不等的屈光颗粒
鞭虫卵	50×254	纺锤形	黄褐色	较厚，两端各有一个透明塞状突起	一个椭圆形的卵细胞
蛲虫卵	55×30	柿核形	无色	较厚	大多已含幼虫
钩虫卵	60×40	椭圆形	无色	薄	4个细胞或多个细胞或幼虫
日本血吸虫卵	95×60	椭圆形	淡黄色	薄、一侧有一小棘	毛蚴
肝吸虫卵	29×17	电灯泡形	黄褐色	厚、顶端有小盖，有肩峰，底端有一小突起	毛蚴
卫氏并殖吸虫卵	90×55	椭圆形	金黄色	厚薄不匀，有明显的盖，有肩峰	一个卵细胞和10多个卵黄细胞
姜片虫卵	135×83	椭圆形	淡黄色	薄，有一个不明显的小盖	一个卵细胞和20~40个卵黄细胞
带绦虫卵	37（胚膜）	圆或类圆形	棕黄色	壳薄，常已脱落，一般看到的为有放射状条纹的胚膜	六钩蚴
微小膜壳绦虫卵	54×42	类圆形	无色	薄，壳与胚膜间有4~8条丝状物自胚膜的两极伸出	六钩蚴
缩小膜壳绦虫卵	79×70	类圆形	淡棕黄色	略厚，壳与胚膜间无丝状物	六钩蚴

7. 蠕虫的发育方法

需要更换宿主的蠕虫：发育过程中需要更换宿主，通过中间宿主而使人获得感染。所有吸虫，绝大部分绦虫和个别线虫属于此类蠕虫。

不需要更换宿主的蠕虫：人获得感染是由于吞食了感染性虫卵或皮肤接触了感染性幼虫，如蛔虫、蛲虫、鞭虫和钩虫。

8. 对各种人体常见寄生虫的主要传播方式、寄生部位、致病情况、诊断方法及防治原则等方面，进行归纳和分析。

三、实验内容复习

1. 人体常见寄生虫的线虫成虫、虫卵和两种微丝蚴。
2. 人体常见寄生虫的吸虫成虫、虫卵和中间宿主。
3. 人体常见寄生虫的绦虫成虫大体及头节和孕节和虫卵。
4. 常见寄生虫病（蠕虫病）病原诊断方法：
(1) 直接涂片法；
(2) 改良加藤厚涂片法；
(3) 饱和盐水浮聚法；
(4) 钩蚴培养法；
(5) 透明胶纸法；
(6) 沉淀孵化法；
(7) 厚血膜法。
5. 常用寄生虫病免疫诊断方法：
(1) 皮内反应；
(2) 环卵沉淀反应。
6. 检查未知粪便：每份标本均同时用直接涂片法和饱和盐水浮聚法进行检查。

四、实验报告

见表 4-5。

表 4-5 未知粪便检查蠕虫卵结果

粪便检查	直接涂片法	饱和盐水浮聚法
1		
2		

思考题

1. 不良的饮食卫生习惯可能会感染哪些蠕虫病？你将怎样指导纠正？

第十一节 溶组织内阿米巴(痢疾阿米巴)

Entamoeba histolytica

一、病名

阿米巴病(amoebiasis)包括肠阿米巴病和肠外阿米巴病。

二、要求

1. 掌握溶组织内阿米巴的生活史要点。
2. 掌握溶组织内阿米巴滋养体的识别形态。
3. 掌握溶组织内阿米巴包囊和结肠内阿米巴包囊(在碘液涂片里)的识别形态。
4. 了解溶组织内阿米巴的致病情况。
5. 熟悉溶组织内阿米巴的实验检查方法:生理盐水涂片法和碘液涂片法以及粪便标本收集的注意事项。

三、理论基础

(一) 生活史

见图 4-20。

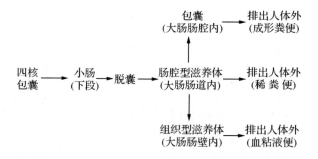

图 4-20 溶组织内阿米巴生活史

(二) 要点

1. 四核包囊是感染期。
2. 经口感染。
3. 包囊──→肠腔型滋养体──→包囊,是生活史的基本过程。肠腔型滋养体在大肠肠腔中生活,借二分裂法繁殖,并可在大肠下段形成包囊。
4. 在一些情况下,肠道内滋养体借伪足和它分泌的酶的作用侵入肠壁组织,形成组织型滋养体,并借二分裂法繁殖,它不能在组织内形成包囊,但是有人认为它若进入肠腔可转变为肠腔型滋养体而后形成包囊。
5. 肠腔型滋养体不致病。组织型滋养体侵入肠壁产生溃疡,可引起阿米巴痢疾。慢性患者由于肠粘膜增生,可引起阿米巴性肉芽肿,严重者引起肠狭窄等。亦可侵入肝、肺等组织引起阿米巴脓肿,此外尚可在会阴部等处的皮肤上和生殖器器官寄生。

(三) 多媒体实验教学(溶组织内阿米巴)

四、实验内容

1. 用浸油镜或高倍镜观察组织型滋养体的形态、结构（铁苏木素染色标本），注意外质突出形成的伪足，内质里核的结构，食物泡里的红细胞等。

2. 用浸油镜观察溶组织内阿米巴和结肠内阿米巴的包囊（铁苏木素染色标本），注意核的结构、数目、拟染色体和糖原泡等。

3. 技术操作：

（1）生理盐水涂片法观察活动的滋养体，用高倍物镜观察取自培养管的滋养体，注意滋养体的运动特征，若采自痢病患者的脓血便，除可见组织型滋养体外，粪便内可见有成堆的红细胞和少量白细胞，偶见夏科雷登结晶，并要注意滋养体和常见的巨噬细胞的区别。

（2）碘液涂片检查溶组织内阿米巴包囊和结肠内阿米巴包囊（见图4-21）：用低倍物镜寻找折光较强的圆形小体，再换高倍物镜观察，注意两种包囊的大小，核的数目，有时可见棕色的糖原泡等。结肠内阿米巴是人体肠腔中最常见的非致病阿米巴之一，易与溶组织内阿米巴混淆，注意它们的区别。

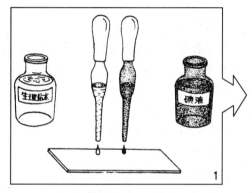

1. 在玻片中央，相距1cm分别滴生理盐水和碘液各1滴

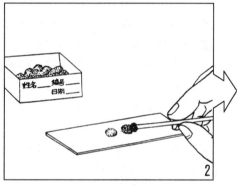

2. 取少量粪便在生理盐水中，后在碘液中各涂成粪膜，但勿使两膜相混

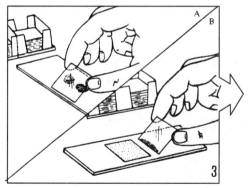

3. A.两粪膜合盖1张片，在生理盐水涂片内找滋养体，碘液涂片中查包囊；B.也可分别各用1张盖片覆盖，然后镜检

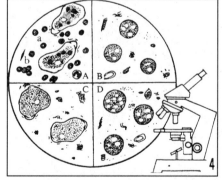

4. 可以查见：A.溶组织内阿米巴组织型滋养体，a.红细胞；b.夏科雷登结晶；B.溶组织内阿米巴包囊；C.结肠内阿米巴滋养体；D.结肠内阿米巴包囊

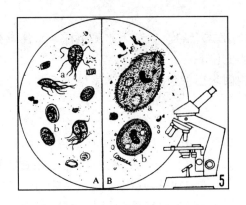 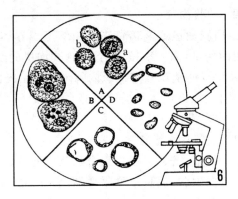

5. 也能查见：A. 蓝氏贾第鞭毛虫，a. 滋养体，b. 包囊；B. 结肠小袋纤毛虫，a. 滋养体，b. 包囊及其他肠寄生原虫

6. 可遇到的非寄生原虫及其他细胞：A. a. 多形核白细胞 b. 脓细胞；B. 巨噬细胞；C. 人芽囊虫；D. 酵母菌

图 4-21　碘液涂片检查

注：
① 检查滋养体时，粪便愈新鲜愈好，以免滋养体死亡。
② 大便不能和小便混在一起，收集器皿不能留有消毒溶液，否则可促使滋养体死亡。
③ 冷天粪检滋养体时要注意保温，保持滋养体的活动能力。
④ 检查滋养体时，宜取大便中的血和粘液部分涂片。
⑤ 检查包囊的粪便可保存于较冷环境内，1、2 d 后尚可检查。
⑥ 一次涂片检查阳性率仅约 30%。因此，应间隔数天再收集大便，反复检查。

4. 粪便涂片中的巨噬细胞（铁苏木素染色）（示教）。
5. 阿米巴痢疾患者的肠切片标本（示教），溃疡切面呈口小底大的"烧瓶"样特点。
6. 阿米巴肝脓肿大体标本（示教），注意病变部位的肝组织呈现虫蚀样溶解特征。
7. 阿米巴痢疾患者的肠大体标本（示教）。

五、实验报告

思考题

1. 粪便的性状在检查溶组织内阿米巴上有何意义？收集粪便标本要注意些什么？
2. 怎样区别溶组织内阿米巴和结肠内阿米巴的滋养体和包囊？
3. 在阿米巴肝浓肿的脓液中能否查到包囊期？
4. 溶组织内阿米巴是怎样引起肠、肝、肺等器官病变的？
5. 阿米巴痢疾患者和带虫者在传播上是否同样重要？为什么？

第十二节 杜氏利什曼原虫、蓝氏贾第鞭毛虫、阴道毛滴虫

杜氏利什曼原虫（黑热病原虫）
Leishmania donovani

一、病名
内脏利什曼病（visoral leishmaniasis）或黑热病（kala-azar）。

二、要求
1. 熟悉杜氏利什曼原虫的识别形态及其生活史。
2. 了解杜氏利什曼原虫的实验室检查方法。
3. 了解杜氏利什曼原虫的致病、传播和黑热病的防治原则。

三、理论基础
（一）生活史

见图 4-22。

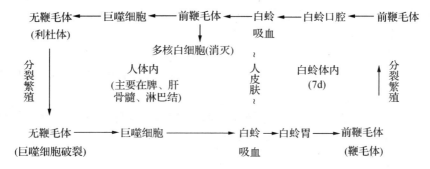

图 4-22 杜氏利什曼原虫生活史

（二）要点
1. 黑热病经白蛉传播。
2. 前鞭毛体寄生于白蛉消化道内，并大量分裂繁殖。
3. 无鞭毛体寄生于人体巨噬细胞内，特别是在脾、肝、骨髓、淋巴结等处。
4. 传播主要是由白蛉叮咬而引起，但带有前鞭毛体的白蛉被击碎在皮肤上，前鞭毛体可经伤口侵入，引起感染，输入患者的血液也有感染可能。

（三）多媒体实验教学（杜氏利什曼原虫、蓝氏贾第鞭毛虫、阴道毛滴虫）

四、实验内容
1. 无鞭毛体（姬氏染液染色标本）：以浸油镜观察，注意形状、大小、核、动基体等结构，并注意和血小板等其他污染物鉴别。
2. 前鞭毛体（姬氏染液染色标本）：在高倍镜下注意虫体外形、核和鞭毛等结构。
3. 活前鞭毛体：注意运动特征。
4. 白蛉：注意其特殊的体态。

五、实验报告

蓝氏贾第鞭毛虫(贾第虫)
Giardia lamblia

一、病名

贾第鞭毛虫病(giardiasis)。

二、要求

1. 掌握蓝氏贾第鞭毛虫各期的识别形态及其生活史。
2. 了解致病情况,传播方式和防治原则。
3. 了解实验室检查方法。

三、理论基础

1. 生活史有滋养体和包囊两个发育期,包囊期是传染期,感染方式主要是吞食包囊,包囊在十二指肠内脱囊而成滋养体,滋养体在肠的下段形成包囊。
2. 滋养体主要寄生在十二指肠内,以吸盘吸附于肠壁,有报道在活组织切片下证实能侵入粘膜内。
3. 对肠壁刺激,影响吸收,可产生腹痛、腹泻等症状,也能引起胆囊炎。
4. 防治原则:注意饮食卫生,管水,管粪。

四、实验内容

1. 用高倍物镜或油镜观察铁苏木素染色的滋养体,注意形状、大小、吸盘、鞭毛、核、轴柱、中央小体(示教)。
2. 用高倍物镜或浸油镜观察铁苏木素染色的包囊,包囊内可见 4 个核、鞭毛、中央小体等。
3. 用高倍物镜观察碘液涂片中的包囊。

五、实验报告

阴道毛滴虫(阴道滴虫)
Trichomonas vaginalis

一、病名:

滴虫病(trichomoniasis)。

二、要求

1. 掌握阴道毛滴虫的形态和活动的特点。
2. 熟悉阴道毛滴虫的生活史。
3. 了解阴道毛滴虫的致病情况、传播方式和防治原则。
4. 了解阴道毛滴虫的实验室检查方法。

三、理论基础

1. 阴道毛滴虫仅有滋养体期,滋养体期是传染期,在我国主要由被污染的浴盆、毛巾等物间接传播,性生活是一种直接传播方式。
2. 主要寄生于阴道和尿道、尿道旁腺等处,在男性主要寄生于前列腺和尿道。
3. 能引起阴道炎、尿道炎等。

四、实验内容

1. 用高倍物镜或油镜观察阴道毛滴虫的染色标本,可见鞭毛、核、轴柱、波动膜等。
2. 在低倍或高倍物镜下观看阴道毛滴虫的活动特点。
3. 技术操作:生理盐水涂片检查法(见图 4-23)。

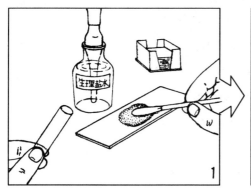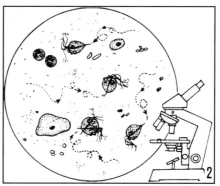

　　1. 将拭取的分泌物做成生理盐水涂片　　　2. 加盖片镜检活动的虫体

图 4-23　生理盐水涂片检查法

注:

①镜检时光线不要过强。

②天冷时要注意保温。

③也可将分泌物直接在玻片上作成涂片,干后用甲醇固定,以姬氏或瑞氏染液染色后镜检;或将分泌物作培养检查,检出率更高。

五、实验报告

思考题

请你用已经学到的知识为某纺织厂制定一个防治阴道毛滴虫病的计划。

第十三节 疟原虫

间日疟原虫
Plasmodium vivax
恶性疟原虫
Plasmodium falciparum
三日疟原虫
Plasmodium malariae
卵形疟原虫
Plasmodium ovale

一、病名
疟疾(malaria)(间日疟、恶性疟、三日疟、卵形疟)。

二、要求
1. 掌握疟原虫的生活史要点及其与临床的关系。
2. 掌握薄血膜上间日疟原虫和恶性疟原虫的基本形态特征。
3. 掌握厚、薄血膜的涂制、染色(对姬氏或瑞氏染液染色)操作。
4. 了解疟疾的致病机制和人体对疟原虫的免疫现象。
5. 了解疟疾的流行因素和防治原则。

三、理论基础
(一) 生活史

见图 4-24。

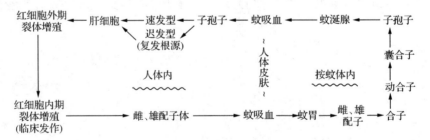

图 4-24 疟原虫生活史

(二) 要点

1. 疟疾是由适宜的按蚊种类传播的,疟原虫寄生在人体的肝细胞和红细胞内。
2. 带子孢子的雌按蚊叮咬人时,子孢子就随蚊的唾液侵入人体。首先在肝细胞内发育繁殖,称红细胞外期(红外期),这时红细胞内还没有疟原虫寄生。
3. 目前许多人认为子孢子的遗传特性具有两个不同类型,即速发型子孢子和迟发型子孢子,它们侵入人体肝细胞后,速发型子孢子首先经过红外期发育进入红细胞内期(红内期)发育,引起临床发作;由于疟原虫种株不同,迟发型子孢子经过或长或短的休眠期之后再完成红外期发育,然后侵入红细胞引起复发,疟疾复发的机制,现在尚未完全认识。

生活史和临床关系(见图 4-25):

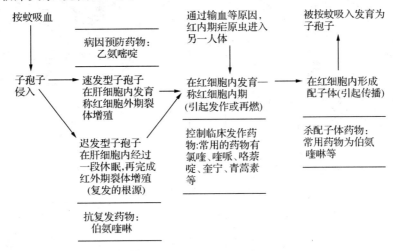

图 4-25　生活史和临床关系

4. 红内期经数代裂体增殖后,部分发育成配子体,对按蚊有感染性,在蚊内发育成子孢子。

5. 红内期原虫由于某种原因(如因输血、使用被污染的注射器、通过损伤的胎盘等)进入另一个人体,形成红内期,亦可引起临床发作。

(三) 多媒体实验教学(疟原虫)

四、实验内容

1. 用油镜检查间日疟原虫血片、观察薄血膜上的间日疟原虫红内期各期形态。

2. 观察薄血膜上的恶性疟原虫环状体和配子体的形态。

3. 观察下述示教片,了解其形态特征。

(1) 三日疟原虫。

(2) 子孢子。

(3) 卵囊。

(4) 间日疟原虫、恶性疟原虫在厚血膜上的各期形态。

4. 按蚊(示教)。

5. 技术操作:

(1) 厚薄血膜涂制法(见图 4-26):

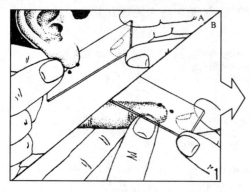
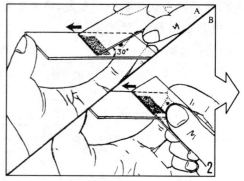

1. 消毒患者耳垂或手指尖,针刺取血 1 滴($4\sim 5$ mm³),置玻片一端,另取 1 滴于玻片中部($1\sim 1.5$ mm³)

2. 用另一玻片的边缘与中部的血滴接触,待血液向两侧展开后,使两玻片间成 30°角,平稳的推向玻片一端,便成薄血膜

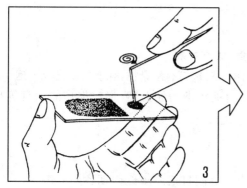
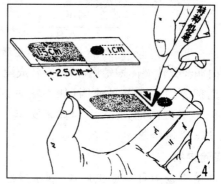

3. 用玻片一角把另一滴血自中央向外周涂成直径 1 cm 的厚血膜

4. 平置待自然干燥,并用特种铅笔在厚、薄血膜间划一蜡线

图 4-26 厚薄血膜涂制法

薄血膜的优点为疟原虫和被寄生红细胞的形态特点明显,有助于鉴别虫种;缺点是原虫分散,因而镜检费时,而且检出率也较低。厚血膜血量多,面积小,疟原虫较集中,检出率高;缺点是红细胞被溶解,疟原虫形态可因各种外因发生变化,初学者较难识别。

注:

① 玻片应当清洁没有油污,否则推成的薄血膜上容易产生空泡样无血细胞的空白区,厚血膜在脱血红蛋白时也容易脱落。

② 涂成的血膜要使其自然干燥,切勿加热烘干或在强日光下曝晒,以免影响染色和脱血红蛋白。厚血膜应当充分干燥,否则在脱血红蛋白和染色时易致血膜脱落。

③ 推片的边缘要平整光滑,否则推出的血膜会有纹路。推片时用力要均匀,一次推成,中途不能停顿以免厚薄不均匀。

(2)姬氏染液染色法(见图 4-27):

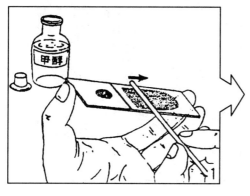

1. 用玻棒涂甲醇于血膜上,使薄血膜固定,厚血膜不固定

2. 用缓冲液,以(15～20):1 稀释姬氏染液原液

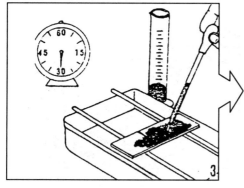

3. 将稀释后的染液滴于厚、薄血膜上,染色 30 min(本过程中厚血膜同时脱血红蛋白)

4. 保持玻片水平,清水冲去染液,将血片直立待干,镜检

图 4-27 姬氏染液染色法

注:
① 厚血膜不能用甲醇固定。
② 稀释用的缓冲液以 pH 6.8～7.2 为宜,太酸则染色结果偏红,太碱则偏蓝。
③ 10:1 的稀释液染色时间可缩短为 10 min,若为 5:1,则只需 5 min。
④ 稀释后的染液不能久存,应当在用前稀释。
⑤ 气温高、空气干燥时染色时间应适当缩短,气候寒冷可影响着色效果,要适当延长染色时间,但不能使染液干在血膜上,否则将不能冲去染料沉渣。

(3) 瑞氏液染色法(见图 4-28):

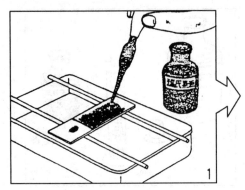
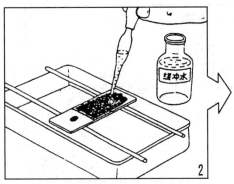

1. 在薄血膜上滴染液数滴使其盖没血膜,但不能流入厚血膜上

2. 15s后滴加等量缓冲液或中性蒸馏水,并摇动玻片使两者混匀

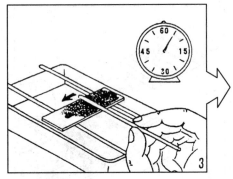
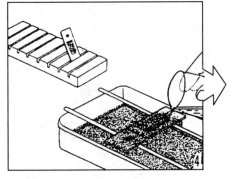

3. 再引混匀的染液于厚血膜上,染色5 min(厚血膜同时脱血红蛋白)

4. 保持玻片水平,以清水冲洗染液,直立待干后镜检

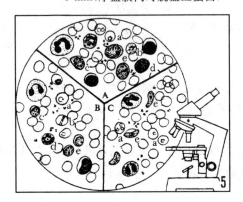
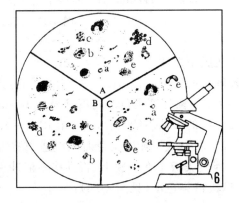

5. 薄血膜:A.间日疟原虫;B.三日疟原虫;C.恶性疟原虫

6. 厚血膜:A.间日疟原虫;B.三日疟原虫;C.恶性疟原虫

a.早期滋养体;b.晚期滋养体;c.未成熟裂殖体;d.成熟裂殖体;e.配子体

4-28 瑞氏染液染色法

在薄血膜上确定疟原虫的依据有下述几点可供参考:血片染色之后,疟原虫的细胞质呈现蓝色,核为红色。除环状体外一般可见疟色素,间日疟原虫的疟色素为黄棕色;恶性疟原虫的多为深棕色,集中时可呈黑色;三日疟原虫为棕黑色。

被间日疟原虫寄生的红细胞胀大(环状体除外),可见有红色薛氏小点;被恶性疟原虫寄生的红细胞大小正常或略缩小,偶见有几点粗大的茂氏小点;被三日疟原虫寄生的红细胞大小正常,偶见有西门小点。

血片由于被空气中的灰尘、真菌孢子、细菌污染,或覆盖有染料的残渣,偶可被误认为是疟原虫,应当学会鉴别。细菌、真菌孢子等染成红色,易被误认为疟原虫的核,但是它们的边缘光滑,常数个聚集一起,转动微调螺旋可见它们浮于红细胞表面。呈蓝色的物体,有时可被疑为疟原虫的细胞质,有时因与上述红点巧合,易被认为是虫体,可依据"虫体"内有无疟色素加以鉴别,并注意"虫体"的折光是否均匀以及"核"与"胞浆"是否在同一平面上加以鉴定。

五、实验报告

思考题

1. 试说明间日疟原虫在人体内的发育和疟原虫的临床发作、再燃、复发与传播之间的关系。
2. 输血能否感染疟疾?在治疗上和经蚊传播的疟疾有何不同?
3. 在薄血膜上怎样决定是间日疟原虫或恶性疟原虫?
4. 在疟疾防治工作中,怎样合理选用抗疟药?

第十四节　刚地弓形虫、结肠小袋纤毛虫

刚地弓形虫
Toxoplasma gondii

一、病名

弓形虫病(toxoplasmosis)。

二、要求

1. 掌握弓形虫的生活史要点。
2. 掌握弓形虫滋养体的识别形态。
3. 了解囊合子的形态。
4. 了解弓形虫的传播方式、致病情况、实验诊断方法和防治原则。

三、理论基础

(一) 生活史

见图 4-29。

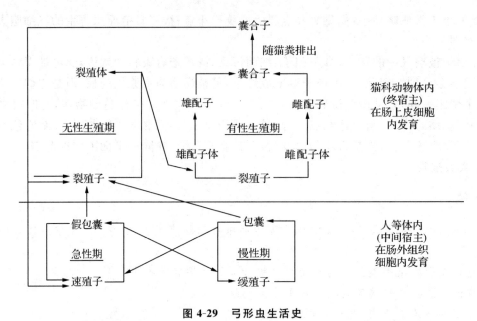

图 4-29 弓形虫生活史

(二) 要点

1. 猫科动物为终宿主,亦可作中间宿主,在肠上皮细胞内(肠内期)裂体增殖和有性配子生殖。在中间宿主如人、猪、牛、羊、禽类全身有核细胞内(肠外期)只有无性生殖。

2. 感染期:包囊、滋养体、囊合子。

3. 感染方式:先天感染是怀孕期母亲受染后,虫体由血流经胎盘传给胎儿;后天感染是吃未熟的肉类或囊合子污染食物和水源,此外速殖子经破损皮肤粘膜,经呼吸道、输血及器官移植也有可能。

4. 临床表现:先天性弓形虫病有脑积水或小头畸形、脉络膜视网膜炎、颅脑血钙化症、抽搐或其它中枢神经征候四大症状。获得性弓形虫病以淋巴结型为常见,大多为慢性隐性感染。

(三) 多媒体实验教学(刚地弓形虫)

四、实验内容

1. 用高倍镜观察急性感染小白鼠腹水里的速殖子和假包囊(注意勿使腹水污染手上,用过的玻片投入消毒液内或煮沸处理)。

2. 用高倍镜或浸油物镜检查姬氏染液或瑞氏染液染色的腹水涂片里的速殖子和假包囊。

3. 猫粪里的囊合子(示教)。

五、实验报告

结肠小袋纤毛虫
Balantidium coli

一、病名

结肠小袋纤毛虫病(balantidiasis)。

二、要求

1. 结肠小袋纤毛虫的识别形态。

2. 了解结肠小袋纤毛虫的生活史。
3. 了解结肠小袋纤毛虫的检查方法、流行情况和防治原则。

三、理论基础

1. 生活史具有滋养体和包囊两个时期。
2. 传播方式主要为经口吞入包囊引起感染,有人认为胃酸很低的人食入滋养体也能引起感染。
3. 寄生于大肠,滋养体借横二分裂繁殖,可以侵入肠壁引起溃疡,产生痢疾症状。滋养体在肠内形成包囊,在体外适宜的环境内也可以形成包囊,滋养体在培养基内可以行接合生殖。
4. 除人外,猪也是本虫的重要宿主,在流行病学上有重要意义,防治原则:注意饮食卫生。
5. 实验室检查是用粪便涂片寻找滋养体或包囊,也可以从肠壁上取活组织作切片检查。

四、实验内容

1. 在高倍物镜下观察滋养体(铁苏木素染色),呈近似椭圆形,体表有纤毛,具有胞口、胞肛(常不明显)通向体外,体内有大核、小核(不易见到)、食物泡、伸缩泡等(示教)。
2. 在高倍物镜下观察包囊(铁苏木素染色),圆或卵圆形,可见核、伸缩泡,偶见少数残留的食物泡(示教)。
3. 高倍物镜下观察人肠壁切片里的滋养体(示教)。

第十五节　医学原虫小结和复习

一、要求

1. 掌握常见重要人体寄生虫原虫的主要识别形态、生活史要点和传播方式。
2. 掌握我国重要人体原虫病的实验诊断方法。

二、理论基础小结

1. 原虫又称原生动物,是单细胞动物,体积极小,要用显微镜观察。体分细胞质、细胞核和各种细胞器官,具有完善的生理功能。
2. 原虫行自由生活、共生生活或寄生生活,生存于人体的原虫有数十种,为寄生或共生,我国的重要人体致病原虫有疟原虫、溶组织内阿米巴、杜氏利什曼原虫等。
3. 人体原虫可以分为下列 4 类:
(1) 阿米巴:借伪足运动,例:溶组织内阿米巴。
(2) 鞭毛虫:借鞭毛运动,例:杜氏利什曼原虫。
(3) 孢子虫:产生孢子,一般无特殊运动器官,例:疟原虫。
(4) 纤毛虫:借纤毛运动,例:结肠小袋纤毛虫。
4. 按照原虫的发育方式可分为:
(1) 发育中需要昆虫宿主的原虫,发育过程中需要更换宿主,通过昆虫使人获得感染(如疟原虫、杜氏利什曼原虫等)。
(2) 发育中不需要昆虫宿主的原虫,发育过程中不需要更换宿主,通过吞入包囊(如溶组织内阿米巴)和接触(如阴道毛滴虫)而使人获得感染。
5. 对各种人体常见寄生原虫的主要传播方式、寄生部位、致病情况、诊断方法及防治原则等方面,进行归纳和分析(见表 4-6)。

表 4-6 医学原虫小结表

虫种	昆虫宿主	感染期	感染途径	主要寄生部位	致病情况	检查方法	流行情况	保虫宿主	预防	常用治疗药物
溶组织内阿米巴	无	成熟包囊	经口	结肠	阿米巴痢疾、肝脓肿等	粪便检查滋养体及包囊	一般散发北方多于南方	无	粪便管理、个人卫生、饮食卫生、消灭苍蝇	灭滴灵、甲硝磺酰咪唑、碘仿、氯喹
杜氏利什曼原虫	白蛉	前鞭毛体	经皮	单核吞噬细胞系统	发热、肝、脾肿大、全血性贫血、抵抗力减退	穿刺骨髓、肝、脾、淋巴结、皮肤活组织检查无鞭毛体	长江以北个别地区尚有散在病例	犬	防蛉灭蛉、消灭病犬	葡萄糖酸锑钠、二脒管、戊烷脒
阴道毛滴虫	无	滋养体	接触	阴道、尿道、男性泌尿系统	滴虫性阴道炎	阴道分泌物检查滋养体	女性为主	无	个人卫生、公共卫生	灭滴灵
蓝氏贾第鞭毛虫	无	成熟包囊	经口	小肠粘膜、胆管系统	腹痛、腹泻、胆囊炎	由粪便及十二指肠液内检查包囊滋养体	全球性、是我国常见的寄生虫之一	海狸	个人卫生、公共卫生	灭滴灵
疟原虫	按蚊	子孢子	经皮	红细胞、肝细胞	疟疾发作、贫血、脾肿大	血液检查疟原虫	南方较多、北方较少	无	防蚊灭蚊、保护健康人	氯喹、喹哌、乙胺嘧啶、伯喹、磷酸咯萘啶、青蒿素类
弓形虫	多种昆虫和某几种螨	囊合子、包囊、滋养体	经口、经胎盘、经皮肤等	细胞内寄生	先天性弓形虫病引起发育异常，后天性感染多呈隐性感染	免疫诊断病原	世界性	猪、羊、鸡等多种动物	管好家畜、防止水源食物污染、不吃生肉生蛋、生乳品等	急性感染时用磺胺类药物和乙胺嘧啶有一定疗效
结肠小袋纤毛虫	无	成熟包囊	经口	结肠	结肠小袋纤毛虫痢疾、肠外扩散	粪便检查滋养体及包囊	一般为散发	猪	同溶组织内阿米巴病	灭滴灵、喹碘仿、卡巴砷、四环素族抗菌素

三、实验内容复习

1. 痢疾阿米巴、杜氏利什曼原虫、阴道毛滴虫、蓝氏贾第鞭毛虫及疟原虫标本。
2. 常用寄生虫病(原虫病)病原诊断方法:生理盐水和碘液涂片法;厚薄血膜涂制法和姬氏、瑞氏染色法。
3. 涂片检查自己的或未知粪便。
4. 检查未知血片。

第十六节 蛛形纲:蜱、螨

硬蜱与软蜱(hard tick & soft tick)

一、要求

1. 熟悉硬蜱、软蜱的识别形态。
2. 熟悉硬蜱、软蜱与医学的关系。
3. 了解硬蜱、软蜱的生活史、生活特点及防制原则。

二、理论基础

(一)生活史

蜱一生分卵、幼虫、若虫和成虫4期。幼虫三对足,较小,形态与若虫相似。各期吸血时均在宿主体上,平时栖息于野外或洞穴。成虫的宿主多为大哺乳动物(牛、羊,偶尔侵袭人),幼虫、若虫一般为小型动物(鼠类、鸟类等)。生活史长,一般需数月至数年完成一代。

(二)生态

见表4-7。

表 4-7 硬蜱和软蜱的比较

	硬蜱	软蜱
活动范围	广,森林、草地、荒漠	室内、洞穴
吸血次数与速度	一次,慢,几天~10余天	多次,快,几分钟~1 h
寿命	雄交配数次后死亡 雌产卵后死亡	雌、雄均长,可20余年
耐饿力	几月至2~3年	10余年

(三)蜱与疾病

1. 直接危害:叮咬损伤,蜱瘫痪症。
2. 传播疾病:

(1) 森林脑炎:病原体为病毒,硬蜱(主要是全沟硬蜱)传播,多见于我国东北森林地区。

(2) 蜱媒出血热:病原体为病毒,硬蜱(主要是亚东璃眼蜱)传播,并可贮存病原体数月,我国新疆有此病。

(3) 蜱媒回归热:病原体为螺旋体,软蜱(乳突钝缘蜱、特突钝缘蜱)传播,并能长期保存病原体,我国新疆有此病。

(4) 蜱尚能传播Q热、北亚蜱媒斑疹伤寒、野兔热和莱姆病等。

3. 蜱传病方式为接种式（软蜱还可通过基节腺分泌污染），并可经变态传递与经卵传递。

（四）防制

1. 个人防护。
2. 动物药浴。
3. 药物处理栖息地。

三、实验内容

1. 硬蜱卵、幼虫、若虫、成虫（示教）。
2. 硬蜱雌虫、雄虫标本（肉眼及低倍镜观察）：注意体型大小，头胸腹愈合，颚体形态与位置，足数，盾板大小。
3. 硬蜱未吸血及饱食血大体标本（示教）：注意比较大小。
4. 软蜱（示教）：锐缘蜱和钝缘蜱。注意盾板有无，颚体位置，体缘钝或锐。

四、实验报告

思考题

1. 硬蜱、软蜱生态上有何不同？
2. 蜱在医学上的意义？

螨（mite）

一、要求

1. 熟悉革螨、恙螨、疥螨、尘螨和蠕形螨的识别形态。
2. 熟悉革螨、恙螨、疥螨、尘螨和蠕形螨与医学的关系。
3. 了解革螨、恙螨、疥螨、尘螨和蠕形螨的生活史、生态与防治。

二、理论基础

（一）革螨（gamasid mite）

生活史有卵、幼虫、第一若虫、第二若虫和成虫。生活方式有自由生活、体表寄生、巢穴寄生和体内寄生。食性有掠食者、专性血食者和兼性血食者。叮咬可引起皮炎、传播立克次体病，保存和扩大森林脑炎、Q热、野兔热、肾综合征出血热等疫源地。防制可个人防护，药物杀螨，清除孳生地（鼠窝、鸟窝等）。

（二）恙螨（chigger mite）

生活史有卵、前幼虫、幼虫、若蛹、若虫、成蛹和成虫7期，只有幼虫营寄生生活，幼虫吸食组织液，不换宿主，传病是经卵传递，传播恙虫病，并能叮咬引起皮炎，防制在于消灭孳生地、灭鼠、药物杀螨和个人防护。

（三）疥螨（itch mite）

生活史有卵、幼虫、两期若虫及成虫5期，寄生于宿主表皮角质层下，钻挖隧道，引起疥疮，防治在于注意个人卫生，处理患者衣物，治疗患者。

（四）尘螨（dust mite）

孳生于屋尘、粉尘和棉尘中，为强烈的过敏原，可引起尘螨性哮喘、过敏性皮炎和过敏性鼻炎，可用螨浸液做皮试和脱敏治疗。防螨在于保持干燥，清除尘埃，衣物勤洗勤晒。

(五) 蠕形螨(follicle mite)

为永久性寄生螨,多寄生于面部毛囊或皮脂腺,人体感染较常见,多无症状,但与某些皮肤病、酒渣鼻有关。通过直接或间接接触而传播。治疗患者,注意个人卫生,避免与患者共用洗脸用具。

三、实验内容

1. 革螨生活史各期标本(示教)。
2. 革螨(格氏血厉螨、毒厉螨):低倍镜下观察,注意大小、形状、胸叉、颚体位置、螯肢与触须、腹面的骨板、气门与气门沟等。区别两种革螨,注意其生殖腹板大小、形状及毛数。
3. 恙螨幼虫(高倍镜观察):注意大小、颚体位置、体背面的盾板及盾板上的毛与感器,体和足被羽状毛。
4. 疥螨(高倍镜观察):注意大小、体形、颚体位置,躯体背面的皮纹及刚毛,足末端的吸盘或长刚毛。并区别幼虫及雌、雄螨(结合示教)。
5. 尘螨成虫(高倍镜观察):注意大小,表皮皮纹,躯体前端及后端的长毛,足分前后两组,足末端有吸盘和小爪。
6. 蠕形螨(低倍镜观察):毛囊蠕形螨和皮指蠕形螨。注意大小、体形、足的位置、躯体后部的环状横纹。

检查方法:晚上洗脸后,在面颊部贴长约 5 cm 透明胶纸条,翌日早晨取下胶纸条,平贴于载玻片上,镜检。

四、实验报告

思考题

1. 各类螨孳生栖息在什么地方?
2. 各类螨是如何传病或致病的?

第十七节 蚊(附:白蛉)

蚊(mosquito)

一、要求

1. 掌握按蚊、库蚊、伊蚊的主要区别特征。
2. 熟悉蚊与疾病的关系。
3. 了解蚊的生态与防治原则及灭蚊研究趋向。

二、理论基础

(一) 3 种蚊生活史各期的区别

(二) 生态

1. 孳生地:蚊类幼虫必须在水中才能生活,借呼吸管或呼吸孔至水面吸收氧气。
   (1) 按蚊:孳生于有水草的清水中,如池塘、稻田、缓流溪水、灌溉沟等地。
   (2) 库蚊:多孳生于污水中,如污水沟、粪池、积肥坑、废井等。
   (3) 伊蚊:多孳生于小型积水中,如缸罐、石穴、树洞、竹筒的积水。

(4) 消灭孳生地：如疏通沟渠、铲除杂草、填平洼地、翻缸倒罐、堵塞树洞、稻田养鱼、药物处理等。

2. 吸血习性：雄蚊不吸血，以植物汁为食物；雌蚊吸血，但各种吸血习性不同，有嗜吸人血、兼及人畜血和不吸人血者，前两者对传播疾病重要。

3. 栖息场所：蚊多栖息于阴暗、潮湿不通风的地方。各种蚊栖性不同，有家栖、半家栖、野栖3类，因此采取灭蚊措施有所不同。

4. 季节消长：因蚊种及自然环境而不同，与它传播疾病的流行有密切关系。

5. 滞育越冬：气温适宜如热带、亚热带的蚊不越冬，冬季气温过低则越冬。大部分蚊种（库蚊、按蚊）以成蚊越冬，但伊蚊以卵越冬，微小按蚊以幼虫越冬。了解晚秋末代蚊幼虫时间和越冬场所对防蚊灭蚊具有重要意义。

(三) 蚊与疾病

1. 疟疾：按蚊传播。
2. 丝虫病：班氏丝虫——按蚊传播（主要是淡色库蚊）；
   马来丝虫——按蚊传播（主要是中华按蚊和嗜人按蚊）。
3. 乙型脑炎：由库蚊、伊蚊传播（主要是三带喙库蚊）。
4. 登革热：由伊蚊传播（主要是白纹伊蚊、埃及伊蚊）。

三、实验内容

1. 成虫：蚊分头、胸、腹三部分，3对足，1对翅，翅与体上有鳞片，刺吸式口器。
2. 观察3种蚊生活史各期的主要鉴别特征：对照实物标本观察（见表4-8）。
3. 三带喙库蚊成蚊和幼虫标本（示教）：成蚊体型小，喙有白环。幼虫呼吸管很长。
4. 蚊虫采集工具及防蚊灭蚊药物、器械展览。

表4-8 3种蚊生活史各期的主要鉴别特征

标本	观察方法	观察项目
针插及活成蚊	肉眼	体色、翅上有无斑点和停息姿态
幼虫玻片标本	放大镜、低倍镜	外形、尾部的呼吸管和呼吸管毛或呼吸孔
活幼虫	肉眼	停息及运动姿态
蛹	肉眼、放大镜	外形、呼吸管
卵	肉眼、低倍镜	外形，单个还是筏状，浮于水面还是沉于水底

[附] 白蛉（Sandfly）

1. 成蛉自然标本（示教）：注意大小、颜色及形态。
2. 中化白蛉的咽甲、受精囊及雄外生殖器（示教）。

四、实验报告

思考题

灭蚊的意义和方法。

第十八节　蝇、蚤、虱（附：蜱螨、臭虫）

蝇（fly）

一、要求：
1. 识别蝇和重要蝇种。
2. 熟悉蝇与疾病的关系。
3. 了解蝇的生态和防治原则。

二、理论基础

（一）生活史

蝇为完全变态,有卵、幼虫（蛆）、蛹和成虫（蝇）4 期,夏季 10 d 完成 1 代。

（二）蝇与疾病

蝇主要是机械性地携带病原体。

1. 蝇体的构造：蝇体遍身被毛,足爪垫上有细毛并分泌粘液,粘附无数病菌,口器也适于窝藏病原体,于舐吸时病原体带至食物。

2. 蝇的生活习性：蝇有间歇性摄食和边吃、边吐、边排粪的习惯,杂食性,既喜食粪便、痰、脓液等污物,又喜食人类食物等。性喜活动,到处乱飞,传播病菌,幼虫孳生于粪便、垃圾等处,吸食病菌可经蛹带至成蝇。

3. 与疾病的关系：

（1）机械性传播：消化道传染病（霍乱、伤寒、痢疾脊髓灰质炎等）、皮肤传染病（如炭疽）、眼病（砂眼、结膜炎）及肠道寄生虫病（阿米巴痢疾、肠道蠕虫病）。

（2）生物性传播：可能作为眼结膜吸吮线虫的中间宿主,吸血蝇类（非洲采采蝇）是锥虫的媒介。

（3）蝇蛆可寄生于人的肠道、眼、耳、鼻、口腔、阴道、化脓伤口或皮肤内,引起蝇蛆病。

三、实验内容

1. 蝇卵：香蕉形,乳白色,长约 1 mm。
2. 蝇幼虫：灰白色、圆柱形,前端尖细,后端呈截断状。头端腹面有两个向下弯曲的黑色小钩,称为口钩。腹部最后端有棕黄色或棕黑色气门 1 对。
3. 蝇蛹：椭圆形,棕褐色或黑色,蛹壳即幼虫外皮,故有分节痕迹。
4. 成蝇头部：复眼 1 对,顶部中央有单眼 3 个。触角 1 对,短,分 3 节,第 3 节上有触角芒 1 根。多数种类的口器为舐吸式。
5. 蝇足和翅（玻片标本）。
6. 常见蝇种的针插标本：识别舍蝇、腐蝇、螯蝇、麻蝇、绿蝇、阿丽蝇和金蝇。
7. 常见蝇种幼虫后气孔（示教）。

四、实验报告

思考题

灭蝇的医学意义。

蚤、虱(flea、louse)

一、要求
1. 了解蚤、虱的一般形态。
2. 了解蚤、虱的医学意义和传播疾病的方式。

二、理论基础

(一) 蚤

蚤为哺乳类和鸟类的体外寄生虫。全变态。卵、幼虫及蛹分布在动物宿主(鼠、猫、犬、鸡等)的巢穴、禽畜舍及鼠类经常出没的屋角墙边、床下和土坑的尘土中。成虫吸取动物宿主和人的血液为食。当宿主体温升高或死亡后体温急剧下降,蚤就离开原来的宿主,另找血源。

与疾病的关系:(1)叮刺引起局部皮肤的红肿痒痛。(2)传播鼠疫及鼠型斑疹伤寒。(3)蚤可作为长膜壳绦虫、犬复孔绦虫的中间宿主。人可因误食有绦虫幼虫的蚤而感染。

(二) 虱

人虱分头虱和体虱,分别寄生于人的头发及内衣的衣缝褶皱处。耻阴虱主要寄生在阴部及肛门周围的毛上。发育为渐变态。产出的卵粘着于毛发或衣衫纤维上,虱对温度和湿度的改变很敏感,当人体发热、出汗,或由于死后体温冷却,虱就爬离人体另找宿主。这一生态习性增加了传病的机会。

虱除叮咬引起皮肤痒外,可以传播流行性斑疹伤寒和回归热。

三、实验内容

1. 蚤成虫:虫体短小,黄褐色,两侧扁平,刺吸式口器,无翅,足长而发达,适于跳跃。
2. 常见的蚤种:致痒蚤、印鼠客蚤、猫栉首蚤和缓慢细蚤。注意有无颊栉、胸栉,有无眼及眼鬃位置。参阅我国常见重要蚤种检索图(见图4-30)。
3. 蚤生活史(示教):卵、幼虫、蛹、成虫。
4. 人体虱:注意虫体较小,灰白色,背腹扁平,无翅。足3对,最末节(跗节)的爪与其上一节(胫节)末端的指状突起相对,形成攫握器。
5. 耻阴虱(示教):注意体型短宽似蟹状,第2、第3对足爪粗大。
6. 虱卵:卵圆形,一端有小盖,粘附于毛发或纤维上。

[附] 蜚蠊(cockroach)和臭虫(bed bug)

1. 认识德国小蠊、美洲大蠊和黑胸大蠊。蜚蠊生活史(示教):卵、若虫、成虫。为渐变态。
2. 认识温带臭虫和热带臭虫。臭虫生活史(示教):卵、若虫、成虫。注意成虫体扁宽,椭圆形,红褐色。口器刺吸式,不用时弯入于头及胸部腹面,翅退化为很小的1对翅基,足3对,细长。若虫与成虫相似,但小。

四、实验报告

思考题

1. 蚤、虱生态上有何不同?
2. 蚤、虱各传播哪些疾病?如何传播的?

第十九节　医学昆虫小结

一、与医学有关的节肢动物分属于下列五纲(见表 4-9)
1. 昆虫纲　体分头、胸、腹 3 部,足 3 对,触角 1 对,有翅或无翅,如蚊、虱。
2. 蛛形纲　分头胸部及腹部,或头胸腹愈合,成虫 4 对足,无触角,如蜘蛛、蜱、螨等。
3. 甲壳纲　分头胸和腹部,步足 5 对,触角 2 对,如蟹、虾。
4. 唇足纲　体窄长,背腹扁,头清晰,触角 1 对,其余各体节各有足 1 对,如蜈蚣。
5. 倍足纲　长管形,头清晰,触角 1 对,第二体节起各有足 2 对,如马陆。

第二十节　总　复　习

一、实验标本总复习
二、复习题
1. 寄生虫与宿主的相互关系的主要表现有哪些方面?
2. 寄生虫的致病作用主要表现有哪些方面?
3. 哪些寄生虫的生活史中需要中间宿主?
4. 哪些寄生虫有保虫宿主?
5. 哪些寄生虫是经口感染的?
6. 哪些寄生虫是经皮肤感染的?
7. 哪些寄生虫是由昆虫传播的?
8. 哪些寄生虫感染可引起肺部症状?
9. 哪些寄生虫感染可引起肝脏损伤?
10. 哪些寄生虫感染可引起脾肿大?
11. 哪些寄生虫感染可引起贫血?
12. 做好粪便管理工作有助于消灭哪些寄生虫?
13. 饮用生水可能感染哪些寄生虫?
14. 吃未煮熟的猪肉可感染哪些寄生虫?
15. 为什么有些寄生虫病有地区性,有些则分布非常广泛?
16. 常用寄生虫病的病原学实验诊断方法有哪些?
17. 常用寄生虫病的免疫学实验诊断方法有哪些?
18. 医学昆虫如何危害人类健康?
19. 寄生生活对寄生虫的形态结构和生理功能有何影响?并举例说明之。

[附]　检索图(见图 4-30、4-31、4-32、4-33)。

表 4-9 医学昆虫小结表

虫种	形态特点	生活史	孳生地	栖息地	食性	重要种类	对健康的危害	传病方式和途径	防制原则
按蚊	体灰褐色,翅有白斑,体与停落面成角度	全变态(卵、幼虫、蛹、成虫)	清水	室内阴暗处	雌蚊吸血	中华按蚊、微小按蚊	传:疟疾、流行性乙型脑炎、马来丝虫病	唾液注入感染性蚴侵入皮肤	灭幼虫:1.消灭孳生地 2.药物处理 3.生物防制 灭成虫:1.物理方法 2.药物:有机磷、氨基甲酸酯、合成菊酯、生长调节素等 防蚊:1.用蚊帐 2.涂避蚊油 3.烟熏等
库蚊	淡褐色,翅透明,体与停落面平行	同上	污水等	同上	同上	淡色库蚊、致倦库蚊、三带喙库蚊	传:班氏丝虫病、流行性乙型脑炎	同上	
伊蚊	体黑色同有白斑,与停落面平行	同上	小型积水	丛林中	同上	白纹伊蚊	传:流行性乙型脑炎登革热	唾液注入	
白蛉	体较小,灰黄色,被毛,翅纺锤形,与体成45°角	同上	泥土中	室内外阴暗处	雌蛉吸血	中华白蛉	传:黑热病	巡胃	
蝇	体暗灰色或具有金属光泽,触角三节,有触角芒	同上	臭烂的有机物中	室内外阳光处	杂食性	金、舍、麻、绿蝇	传:痢疾、伤寒等 致:蝇蛆病	机械性传播,污染食物或虫体寄生	1.灭蝇的孳生地 2.灭蝇蛆 3.灭蝇、防蝇
蚤	体左右扁平,触角位于触角沟内,颚粗壮且长	同上	泥土中	动物体及巢穴内	雌蚤吸血	印鼠客蚤	传:鼠疫、回归热等	巡胃及排粪污染皮肤	灭鼠灭蚤、防蚤
虱	体痛腹扁平,足末端有形成镰握器	渐变态(卵、若虫、成虫)	人毛发与内衣上	同上	同上	人体虱、人头虱	传:流行性斑疹伤寒、回归热等	排粪或碎污染皮肤	个人卫生,灭虱(热力及药物)
臭虫	体痛腹扁平,口器向下折向腹面	同上	室内各种缝隙中		同上	热带臭虫温带臭虫	骚扰	—	防臭虫、灭臭虫
硬蜱	颚体位于体前端,有盾片	卵、幼虫、若虫、成虫	野外(森林、草原)		雌雄幼虫若虫均吸血	全沟硬蜱	传:森林脑炎、莱姆病、蜱媒出血热等	唾液注入,经卵变态传递毒素	个人防护、动物药浴、草原轮牧
软蜱	颚体位于体腹面,无盾片	同上	洞穴及室内墙缝		同上	孔突钝缘蜱	传:蜱传回归热等	唾液注入,经基节经变态传递	个人防护、药物处理及环境卫生
恙螨	幼虫甚小,体表有羽状毛,颚体后有背片	同上	草丛中	幼虫寄生于鼠等	幼虫吸吮宿主体液	地里纤恙螨	传:恙虫病	唾液注入,经卵经变态传递	灭鼠、环境卫生、药物灭螨、个人及集体防护
疥螨	体小、足末端有吸垫	同上	寄生于人表皮角质层	巢穴、室内外鼠体等	啮食角质层组织	人疥螨	致:疥疮	直接或间接接触	治疗患者及个人卫生
革螨	气门沟长,有胸叉,雌螨腹面多块骨板	同上	巢穴、室内、鼠体等		专性吸血兼性吸血	柏氏禽刺螨、格氏血厉螨	传:立克次体痘炎、鼻炎	唾液注入,经卵变态传递	个人防护、灭鼠灭螨
尘螨	有皮纹,躯体前长毛一对,后二对	同上	尘埃中(屋尘、粉尘、糠尘)		食皮屑、面粉、霉菌	粉尘螨、屋尘螨	尘螨哮喘过敏性皮炎、鼻炎	致敏原	除尘、勤晒、勤洗衣物
蠕形螨	细长呈螨虫状,足位于体前部	同上	寄生于毛囊、皮脂腺		食组织细胞	毛囊蠕形螨、皮脂蠕形螨	与痤疮、酒渣鼻有关	直接或间接接触	治疗患者、个人卫生

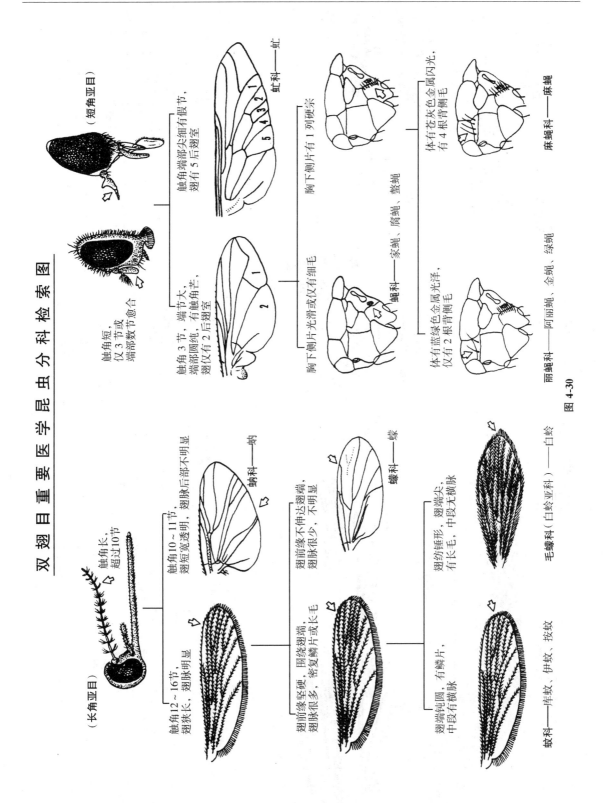

图 4-30 双翅目重要医学昆虫分科检索图

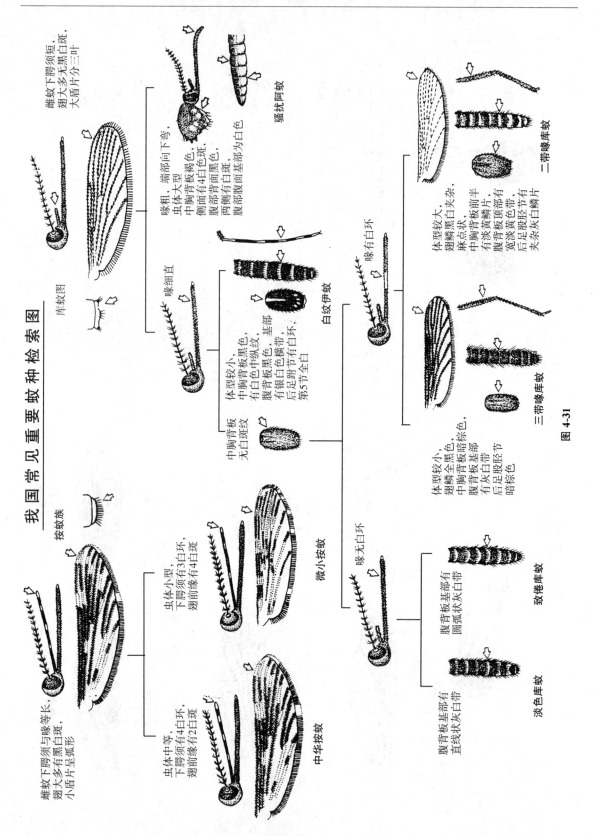

图 4-31

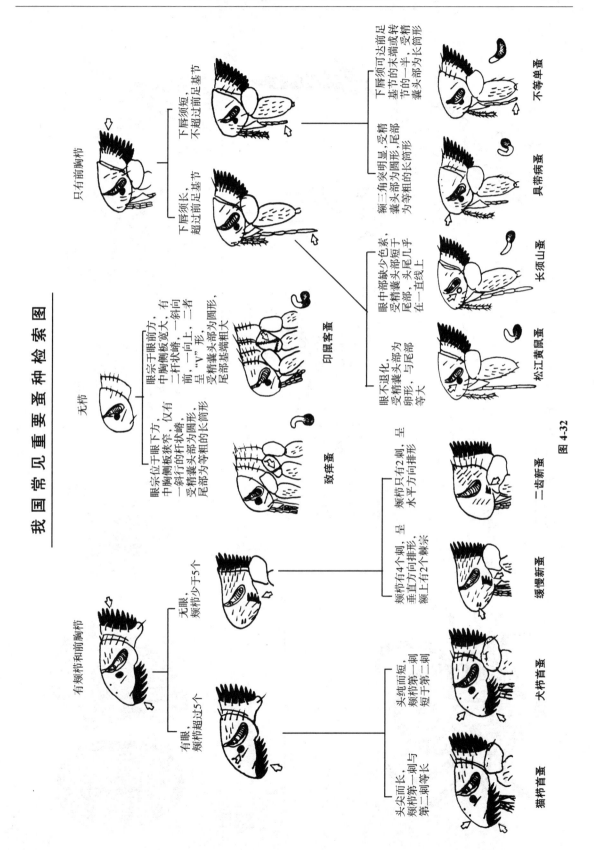

图 4-32 我国常见重要蚤种检索图

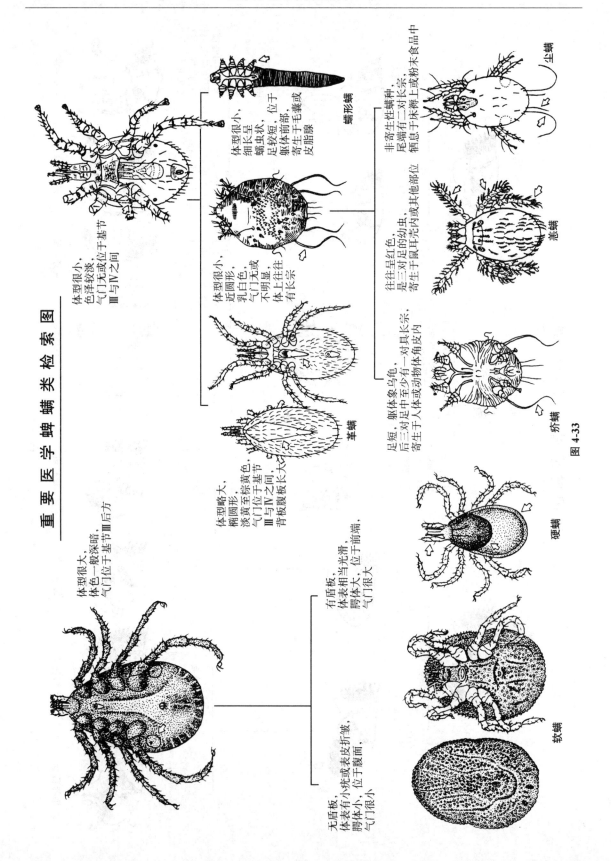

图 4-33

[附录 I] 英语关键词
Key Words of Pathology

1. pathology
2. autopsy
3. biopsy
4. atrophy
5. degeneration
6. calcification
7. necrosis
8. pyknosis
9. caseous necrosis
10. gangrene
11. apoptosis
12. organization
13. repair
14. regeneration
15. granulation tissue
16. metaplasia
17. congestion
18. thrombosis
19. embolism
20. infarct
21. inflammation
22. alteration
23. exudation
24. proliferation
25. chemotaxis
26. abscess
27. sinus
28. fistula
29. ulcer
30. granuloma
31. neoplasia
32. carcinoma in situ
33. atypia
34. dysplasia
35. differentiation
36. anaplasia
37. metastasis
38. cachexia
39. carcinoma
40. sarcoma
41. papilloma
42. adenoma
43. keratin pearl
44. carcinoma simplex
45. osteosarcoma
46. nevus
47. melanoma
48. teratoma
49. rheumatism
50. Aschoff body
51. verrucous vegetation
52. Mc Callum's plaque
53. cor villosum
54. arteriolosclerosis
55. fatty streak
56. atheromatous plaque (atheroma)
57. emphysema
58. lobar pneumonia
59. carnification
60. apudoma (APUDoma)
61. linitis plastica
62. carcinoid
63. signet-ring cell carcinoma
64. krukenberg tumour
65. polyp
66. ballooning degeneration
67. acidophilic body
68. bridging necrosis
69. piecemeal necrosis
70. liver cirrhosis

71. Hodgkin's disease
72. Reed-Sternberg's cell
73. leukemia
74. chloroma
75. diffuse crescentic glomerulonephritis
76. Goodpasture syndrome
77. endemic goiter
78. toxic goiter
79. tubercle
80. primary complex
81. tuberculoma
82. typhoid fever
83. satellitosis
84. neuronophagia
85. amoeboma
86. pipe stem cirrhosis

[附录Ⅱ] 溶液配制

1. TE 缓冲液：Tris 4.85 g，EDTA-Na_2 0.744 g，双蒸水 1 000 mL，冰醋酸调 pH 至 7.9。
2. 溶菌液：SDS 3 g（加热溶解），Tris 6.057 g，双蒸水 100 mL，2N NaOH 调 pH 至 12.6。
3. 苯酚-氯仿溶液：50 ℃ 重蒸苯酚 50 mL，氯仿 50 mL，混匀，4 ℃ 避光保存。
4. 电泳液（10 倍储存液）：Tris 108 g，硼酸 55 g，EDTA-Na_2 9.3 克，双蒸水 1000 mL，pH 8.3。用时稀释 10 倍。
5. 琼脂糖凝胶：琼脂糖 0.7 g，电泳液 10 mL，双蒸水 90 mL，加热溶化。
6. 溴酚蓝溶液：溴酚蓝 10 mL，甘油 50 mL，双蒸水 50 mL。
7. EB 溶液：溴化乙锭 0.5 mL，双蒸水 500 mL。
8. LB 培养基：蛋白胨 10 g，酵母浸出粉 5 g，NaCl 10 g，双蒸水 1 000 mL，pH 至 7.6。

[附录Ⅲ] 阿培脱异染颗粒染色法和艾力克平板

(一) 阿培脱(Albert)异染颗粒染色法
1. 染色液：甲液：

        甲苯胺兰   0.15 g
        孔雀绿   0.2 g
        冰醋酸   1 mL
        95% 乙醇   2 mL
        蒸馏水   100 mL

将各染料先溶解于乙醇，然后冰醋酸加于混合液中，充分混匀，静置 24 h，滤纸过滤后备用。

        乙液：碘   2 g
           碘化钾   3 g
           蒸馏水   300 mL

将碘与碘化钾先行混合，加蒸馏水少许，充分振摇，待完全溶解后，再加蒸馏水至 300 mL。

2. 染色法：
(1) 将涂片在火焰上固定，滴加甲液，染 5～8 min，水洗。
(2) 滴加乙液，染 1 min，水洗，待干，镜检。

结果：菌体内的异染颗粒呈蓝黑色，其余呈绿色。

(二) 艾力克(Elek)平板

成分：猪肚消化液(猪肚消化液 2 份加牛肉汤 1 份)100 mL

甲液：麦芽糖   0.6 g
        乳 酸   0.14 g

乙液：猪肝消化液   100 mL
        琼脂   3 g
        氯化钠   1 g

将甲、乙液各物分别加热溶解，矫正 pH 至 7.8，然后将甲及乙液等量混合，高压蒸汽 55.2 kPa(0.56 kg/cm^2)30 min 灭菌，待用。

[附录Ⅳ] 冯太奈镀银染色液的配制

冯太奈(Fontana)镀银染色液的配制：
Ruge 固定液：冰醋酸　　　　　1.0 mL
　　　　　　甲　醛　　　　　 20.0 mL
　　　　　　蒸馏水　　　　　100.0 mL
媒　染　液：鞣　酸　　　　　　5.0 g
　　　　　　蒸馏水　　　　　100.0 mL
冯太奈银溶液：硝酸银　　　　　1.0 g
　　　　　　　蒸馏水　　　　 50.0 mL

待硝酸银溶解后，滴加10%氢氧化铵溶液，初生褐色沉淀，继续滴加氢氧化铵至沉淀溶解，微现乳白色为适度，若液体变清，可再加入硝酸银数滴，直至溶液摇匀后显示混浊为止。

[附录Ⅳ] LD_{50}的计算方法

LD_{50}的计算方法:有多种方法,在这里只介绍常用的 Reed-Muench 法。

1. 按表 3-12 中的箭头方向,先算出对照组和实验组中动物累积的死亡数和生存数,再求出各小组中动物累积的死亡百分数。

表 3-12 LD_{50}的计算

病毒稀释度	接种动物数	存活动物	死亡动物	累积 活动物	累积 死动物	死亡比例	死亡率%
10^{-6}	5	0	5	0	11	11/11	100.0
10^{-7}	5	1	4	1	6	6/7	85.7
10^{-8}	5	3	2	4	2	2/6	33.3
10^{-9}	5	5	0	9	0	0/9	0

2. 由表 3-12 可见,能使动物半数死亡的稀释度介于 10^{-7} 和 10^{-8} 之间,求出距离比例

$$=\frac{高于50\%的死亡百分数-50}{高于50\%死亡百分数-低于50\%的死亡百分数}$$

$$=\frac{85.7-50}{85.7-33.3}=\frac{35.7}{52.4}=0.68。$$

3. 高于 50% 死亡的稀释度的对数($Lg10^7$)=7;距离比例(0.68)×稀释系数(10)的对数(即 $Lg\,10$)=0.68。

4. 7+0.68=7.68,即为此病毒的 LD_{50}。